LÉSIONS DE FORME ET DE SITUATION
DE L'UTÉRUS

LEURS RAPPORTS AVEC LES

AFFECTIONS NERVEUSES DE LA FEMME

ET LEUR TRAITEMENT

PAR

LE Dr A. TRIPIER

PARIS

1871

CLINIQUE ÉLECTROTHÉRAPIQUE

LÉSIONS UTÉRINES

ET

NÉVROPATHIES HYSTÉRIQUES

DU MÊME AUTEUR

De l'excrétion urinaire. Quelques considérations sur le mode d'action des diurétiques. In-4°, 1856.

De la rupture du tendon du triceps fémoral, et description d'un appareil inédit de Baudens, 1859.

Hyperplasies conjonctives des organes contractiles. Traitement des engorgements et déviations de l'utérus et de l'hypertrophie prostatique. In-8°, 1861.

Manuel d'électrothérapie. Exposé pratique et critique des applications médicales et chirurgicales de l'électricité. Un volume in-18 avec figures, 1861.

La vie et la santé. Précis de physiologie et d'hygiène. Doctrines et superstitions médicales. Un volume in-18 avec figures, 1863.

Annales de l'électrothérapie. Revue des applications thérapeutiques de l'électricité et du magnétisme, de l'électrophysiologie, de la pathologie nerveuse et musculaire. Un volume in-8°, 1863-65.

Assainissement des théatres. Ventilation, éclairage, chauffage. In-8° avec figures, 1864

Considérations générales sur la thérapeutique électrique dans les affections nerveuses. In-8°, 1865.

La galvanocaustique chimique. In-8°, 1866.

Des applications de l'électricité a la médecine. Etat actuel de la question. In-8°, 1867.

Pathogénie d'une classe peu connue d'affections douloureuses. Algies centriques et réflexes. In-8°, 1868.

Barbares et sauvages. — Notes de voyage. In-8°, 1870.

Les aliénés et la législation. In-8°, 1870.

Des applications directes du courant voltaique. (Sous presse.)

MALLEZ et TRIPIER. — De la guérison durable des rétrécissements de l'urèthre par la galvanocaustique chimique. In-8°, 1867. Mémoire couronné par l'Académie de Médecine. Deuxième édition, 1870.

Coulommiers. — Typog. A. MOUSSIN.

LÉSIONS DE FORME ET DE SITUATION

DE L'UTÉRUS

LEURS RAPPORTS AVEC LES

AFFECTIONS NERVEUSES DE LA FEMME

ET LEUR TRAITEMENT

PAR

LE Dr A. TRIPIER

PARIS

1871

La question des relations qui peuvent exister entre les *affections nerveuses* de la femme et les lésions physiques ou fonctionnelles de l'*utérus* a toujours trouvé les pathologistes profondément divisés.

Appliquée à un grand nombre de sujets et poursuivie avec suite, l'observation aurait pu fournir sur ce point des données moins vagues que celles sur lesquelles se sont fondées les opinions contradictoires qui ont cours; mais les préoccupations des cliniciens ont porté généralement sur des points qu'on a cru à tort être d'un intérêt plus immédiat; et d'ailleurs il pouvait sembler ici particulièrement difficile de faire convenablement la part des rapports de causalité et de les distinguer des simples coïncidences.

Avant d'examiner quelles conditions établissent une solidarité plus ou moins étroite entre les affections utérines et les états nerveux si variés rapportés à l'*hystérie*, on ne peut s'empêcher de rappeler l'inanité générale des tentatives thérapeutiques dirigées exclusivement contre la plupart des maladies nerveuses de la femme. Par contre, il n'est pas rare de voir celles-ci modifiées heureusement par les tentatives instituées dans le but de remédier à une lésion de l'utérus, ou par celles qui, bien que dirigées surtout contre les symptômes apparents, sont de nature à influencer indirectement l'appareil génital.

C'est à traiter les déformations et les déplacements de l'utérus que je m'étais d'abord appliqué. Les indications immédiates de la méthode qui fait le fonds de ma thérapeutique de ces affections ressortent de l'état anatomique que j'ai désigné sous le nom d'*hyperplasie conjonctive* des organes contractiles; aussi l'*hypertrophie prostatique* figurait-elle à côté de l'*engorgement utérin* dans les premiers mémoires que j'ai publiés sur ce sujet (1).

Plus tard, l'accumulation des documents fournis par une pratique de plusieurs années sur les maladies utérines et les maladies nerveuses qui se trouvent sous leur dépendance, me décida à examiner ce sujet séparément dans un travail plus complet (2). On trouvera ici un remaniement de cette dernière version.

Un premier chapitre traite des *lésions physiques de l'utérus* et des conditions dans lesquelles elles se produisent. Quelque opinion qu'on soit amené à se faire relativement à leur influence sur l'état général de la femme, elles constituent par elles-mêmes des infirmités dont la nature doit être établie si l'on veut arriver à leur opposer un traitement rationnel.

Le chapitre suivant est consacré aux *maladies nerveuses* dites *hystériques*. L'étude exclusivement descriptive ou empirique des phénomènes pathologiques confondus sous ce titre et des tentatives thérapeutiques auxquelles ces phénomènes ont servi de prétexte, a laissé jusqu'ici régner sur ces questions une obscurité que peuvent dès à présent dissiper en partie l'analyse des symptômes et l'attribution de chacun de ceux-ci à sa cause spéciale. On verra par là dans quelles limites il est permis d'admettre la solidarité, tantôt acceptée et tantôt niée sans raisons suffisantes, entre les lésions physiques de l'utérus et les affections nerveuses de la femme.

Dans le chapitre suivant, j'ai exposé ma méthode de *traitement* des engorgements et des déplacements de l'utérus. *A priori*, cette méthode est la première tentative rationnelle faite dans la thérapeutique des affections auxquelles elle s'applique; pratiquement, elle a fait ses preuves. Aussi n'ai-je pas craint d'insister sur le détail des

(1) Comptes-rendus des séances de l'Académie des sciences, 1er août 1859, et Clinique Européenne, 6 août 1859. — Gazette médicale de Paris, mai 1861. — Allgemeine Wiener Medizinische Zeitung, 1861.
(1) Annales de l'Electrothérapie, 1863-64.

moyens qu'elle met en œuvre. Une plus grande réserve m'était commandée lorsqu'il s'est agi de son application aux affections nerveuses dites hystériques : ici, les indications se multiplient ; leur ordre de subordination change d'une malade à l'autre ; la conduite à suivre ne saurait plus, dès lors, être précisée à l'avance : c'est à la sagacité du médecin qu'il appartient d'apprécier les divers éléments de la question, de tenir compte de leur valeur et de leur rôle, et de combiner les ressources dont on dispose.

Quelques *observations* ont été reléguées dans un dernier chapitre. Poursuivies sans idées préconçues et rédigées sur des notes prises chaque jour, ces observations n'ont jamais eu pour but d'établir un point de doctrine. Dans chacune d'elles, j'ai cherché les éléments de l'opinion à me faire sur plusieurs questions que les nécessités de l'exposition me forcent maintenant à examiner séparément ; aussi eussent-elles difficilement trouvé place dans le texte. Si cette considération ne m'a pas conduit à les supprimer, c'est qu'indépendamment de l'intérêt qu'offrent les premiers faits observés dans une voie inexplorée, les tâtonnements mêmes que comporte un ordre nouveau de recherches laissent subsister dans la relation de ces faits des indications que leur absence de signification actuelle fera bientôt négliger, indications qu'il est cependant utile de conserver parce qu'elles peuvent, à un moment donné, servir de point de départ à de nouvelles investigations méthodiques.

CHAPITRE I

ENGORGEMENT, DÉPLACEMENTS ET DÉFORMATIONS DE L'UTÉRUS

—

I. — Diagnostic et symptomatologie spéciale.

Engorgement. L'engorgement consiste essentiellement en une augmentation de volume et de poids de l'utérus en rapport avec un épaississement de ses parois. Il peut intéresser la totalité de l'organe, ou être limité à son corps normalement plus vasculaire.

Quant à l'hypertrophie isolée du col, elle se montre dans des affections autres que celles qu'a en vue ce travail ; et son examen doit être distrait de l'étude de l'engorgement simple.

L'engorgement se constate par le toucher vaginal, pratiqué de préférence le sujet étant debout. Le doigt placé sous le col peut faire apprécier tout d'abord le poids de l'utérus. L'habitude du toucher empêche de confondre la sensation fournie par le poids de l'organe avec celle que donne la résistance élastique de ses attaches.

Circonscrivant le col en remontant de plus en plus, le doigt peut encore, le plus souvent, faire juger du volume du corps par la palpation de son segment inférieur. Ce dernier moyen d'information, quelquefois difficile chez les femmes très-grasses, est ordinairement facilité par l'abaissement plus ou moins prononcé qui accompagne presque toujours l'engorgement.

Enfin, quand l'engorgement est compliqué de déviation, on peut souvent atteindre toute la face devenue inférieure ; et l'estimation du volume de l'utérus devient ainsi facile.

La constatation de l'engorgement par le toucher vaginal ne présente donc quelque difficulté que lorsque cette lésion existe, indépendante de toute complication, chez une femme obèse.

D'après quelques auteurs, la palpation abdominale permettrait de reconnaître l'augmentation du volume de l'utérus dont le fond remonterait souvent au-dessus du pubis, où il pourrait être senti sous forme d'une tumeur peu sensible à la pression et légèrement mobile. C'est là certainement une opinion *a priori*, trop légèrement reproduite par des auteurs qui auraient été à même de la contrôler. La palpation abdominale, qui donne d'utiles renseignements dans les cas de grossesse ou de tumeurs du corps de l'utérus ou de ses annexes, ne saurait fournir ici que des signes négatifs; elle ne doit donc être retenue que comme moyen de diagnostic différentiel.

C'est une utilité de même ordre que présente le cathétérisme, fort en faveur depuis quelques années. Il peut, sans doute, permettre de diagnostiquer un engorgement en donnant la mesure de la longueur exagérée de la cavité utérine. Cependant, tout en reconnaissant l'utilité du cathétérisme pratiqué en vue des démonstrations de l'enseignement clinique ou des recherches anatomo-pathologiques, je ne crois pas que son usage doive être adopté dans la pratique courante. D'abord, parce que le diagnostic de l'engorgement est le plus souvent facile sans qu'il soit besoin de recourir aux indications fournies par l'hystéromètre. Ensuite, parce que la pénétration de la sonde à travers l'orifice cervical interne n'est pas toujours chose aussi aisée qu'on paraît le croire, et qu'il est bon d'éviter aux malades les fatigues d'une manœuvre qui peut être pénible et longue, lorsque cette manœuvre est une opération de luxe. L'exploration à l'aide de la sonde doit être réservée pour les cas où l'on hésite sur la question de savoir si l'augmentation de volume de l'utérus n'est pas due au développement d'une tumeur dans ses parois : le cathétérisme peut permettre alors d'étayer cette opinion sur l'observation d'une déformation de la cavité utérine.

Il est des cas, plus voisins de ceux que nous avons ici en vue, dans lesquels le cathétérisme peut être utile. Je veux parler de ceux où l'engorgement existe en même temps qu'une affection spinale passagère ou durable qui entraîne un relâchement des parois de l'utérus avec ouverture anormale de son col. Le cathétérisme, pratiqué non plus avec l'hystéromètre, mais avec des sondes de calibre varié, renseigne alors sur le degré de ce relâchement.

Quant à l'application du spéculum, elle permet de constater l'état de la muqueuse du col, souvent granuleuse ou ulcérée, et l'issue des produits de sécrétion de la cavité utérine. Le spéculum montre donc quelques lésions secondaires; mais son emploi, outre qu'il ne saurait rien apprendre sur l'état du corps de l'utérus, renseigne moins bien que le toucher sur le volume et la consistance du col lui-même.

Le premier symptôme de l'engorgement utérin est une sensation de plénitude dans le bassin avec douleurs vagues à l'hypogastre et dans les régions sacrée et inguinales, douleurs qu'augmentent la station verticale, la marche, et surtout les secousses de la voiture. Dans ces conditions, tout effort qui tend à réduire la capacité de l'abdomen provoque une sensation pénible que les malades comparent à ce qu'elles éprouveraient si l'utérus devait être expulsé par le vagin ; fréquemment, cette sensation est suivie de ténesme vésical et rectal. En même temps, les malades souffrent généralement d'une constipation opiniâtre ; la défécation est souvent pénible. Une leucorrhée plus ou moins abondante s'observe aussi presque constamment, à moins de circonstances sur lesquelles j'aurai à m'arrêter à l'occasion des flexions. L'établissement des règles est douloureux ; leur écoulement, irrégulier, ordinairement diminué dans les cas simples ; leur périodicité, sujette à des retards. Quelquefois, cependant, sous l'influence de conditions étrangères à l'engorgement et dont la nature est d'une détermination encore fort difficile, le retour de la menstruation a lieu à des intervalles rapprochés, et la quantité du sang perdu est considérable.

Je ne m'arrêterai pas ici aux troubles généraux de la nutrition et de l'innervation, qui, conséquence apparente de l'affection utérine, reproduisent les ensembles symptomatiques de la chlorose et de l'hystérie ; leur examen trouvera sa place dans le chapitre suivant.

Abaissement. Le plus souvent, l'engorgement se complique de lésions de situation de l'utérus. La plus commune de ces complications est l'abaissement à un degré ordinairement peu considérable. Je m'y arrêterai peu ici. Le nom seul de ce mode de déplacement en indique suffisamment la séméiologie ; quant à la gêne qu'il occasionne, elle ne se traduit, dans les cas heureusement les plus communs où il n'est pas considérable, par aucun symptôme tout à fait distinct de ceux que détermine l'existence d'un engorgement simple.

L'abaissement est un désordre physique dont les conséquences sont en rapport avec des effets tout mécaniques d'une importance médiocre quand ils sont seuls. Ces effets entraînent d'ailleurs des indications thérapeutiques du même ordre.

Les considérations que j'aurai à présenter sur l'abaissement trouveront mieux leur place à l'occasion du traitement, alors que j'aurai à envisager cette lésion comme une complication d'états moins simples résultant d'un concours de causes variées.

Versions. La partie la plus pesante de l'utérus se trouvant à l'extrémité supérieure de son axe, celui-ci cède à la tendance qu'il a naturellement à basculer; et le fond de l'organe tombe en avant (*antéversion*), en arrière (*rétroversion*), ou sur le côté (*latéroversion*). Cette dernière forme de déviation est relativement rare, grâce à l'insertion latérale symétrique des attaches de la matrice.

Le diagnostic des déviations est affaire de toucher vaginal. Il ne présente de difficultés que celles du diagnostic de l'engorgement; encore les présente-t-il généralement à un degré moindre.

Les symptômes *généraux* des déviations sont encore les mêmes que ceux de l'engorgement. Les versions, en effet, sont dues le plus souvent à l'action lente de causes parmi lesquelles l'engorgement tient un rang important. Quant à l'influence générale de ces affections, elle est en rapport surtout avec les conditions organiques qui leur sont communes, conditions que j'ai à peine indiquées à propos de la séméiologie de l'engorgement, mais qui se trouveront mises en évidence lorsqu'il sera question de l'anatomie pathologique.

Les symptômes propres aux versions sont en petit nombre : envies fréquentes d'uriner, sans ténesme, à l'approche des règles, dans les antéversions ; —défécation pénible, dans les rétroversions ; —ténesme vésical dans les rétroversions compliquées d'un abaissement notable ; — ténesme rectal dans quelques antéversions compliquées d'abaissement, et dans lesquelles la masse de l'utérus a, de plus, glissé en arrière en même temps qu'en bas. La pression douce exercée par le fond de l'utérus sur la vessie dans un cas, sur le rectum dans l'autre, explique les deux premiers de ces symptômes ; les derniers sont dus à l'action, moins égale, du col appuyant, dans un cas, sur le col vésical ou sur ses environs; dans l'autre, sur l'extrémité inférieure du rectum.

Une complication qui n'est pas rare, et dont il faut faire la part, est l'existence d'hémorrhoïdes rectales ou même vésicales. Il n'y a pas lieu de s'y arrêter ici; je devais seulement la signaler et indiquer qu'il importe d'en tenir compte dans le traitement.

Flexions. Lorsque les causes qui tendent à produire les déviations surprennent l'utérus dans certaines conditions défectueuses de résistance, l'organe, au lieu d'être dévié en masse, se plie. On verra plus loin comment l'isthme qui sépare le col du corps de l'utérus se trouve être la partie la plus faible, et pourquoi les flexions ont lieu presque toujours au niveau de l'orifice cervical interne.

Le doigt qui déprime le cul-de-sac vaginal antérieur, dans les *antéflexions*, le cul-de-sac postérieur dans les *rétroflexions*, arrive sur le point fléchi. La déformation peut aussi être constatée en suivant, à partir du col, le plan latéral de l'utérus. C'est là un examen qui ne doit jamais être négligé : il empêchera quelquefois de prendre pour le corps de l'utérus une tumeur extérieure à cet organe.

On reconnaît, en outre, par la position de l'orifice extérieur du col, que l'utérus a cédé, dans un point faible, à un effort qui tendait à le déplacer en totalité ; car l'antéflexion est accompagnée d'antéversion, et la rétroflexion de rétroversion.

Les symptômes en rapport avec les flexions intéressent la menstruation et les sécrétions utérines. Dans le plus grand nombre des cas, la menstruation est très-douloureuse, ordinairement abondante. Quant à la leucorrhée, elle n'est pas en rapport apparent avec les troubles de sécrétion de la muqueuse utérine. J'ai pu constater, en effet, que la leucorrhée paraissant nulle ou à peu près nulle, on la rend quelquefois très-abondante en forçant, par des contractions provoquées, l'utérus à se vider.

Lorsque les conditions anatomiques anormales se multiplient, les symptômes perdent de leur fixité, et la combinaison de l'élément nouveau avec les anciens augmente singulièrement le nombre des ensembles symptomatiques possibles. On verra plus loin, tant dans l'exposé général des symptômes éloignés des lésions utérines que dans les observations particulières, que c'est dans les flexions que l'ensemble morbide présente la physionomie la plus variable.

II. — Anatomie et physiologie. Mécanisme de la production des engorgements, des déplacements et des déformations.

Les affections qui font l'objet de ce travail étant définies et leur existence étant constatée, on doit se demander dans quelle mesure leur apparition est favorisée par la structure de l'utérus, par les rapports de voisinage de cet organe, et par les influences qui lui sont extérieures.

Je ne m'arrêterai pas ici à une description de l'appareil utérin qu'on trouve dans tous les traités d'anatomie, me réservant seulement d'insister à l'occasion sur les conditions anatomiques qui sont de nature à éclairer quelque point d'étiologie. La figure ci-contre, prise sur le cadavre congelé d'une jeune fille, rappellera suffisamment les rapports normaux des parties, et aidera, mieux qu'aucune description, à l'intelligence des considérations que j'aurai à présenter sur ces rapports et sur leur rôle dans la production des déviations et des flexions.

Chez le fœtus, le volume du col de l'utérus l'emporte de beaucoup sur celui du corps. L'ovoïde aplati que représente l'ensemble de l'or-

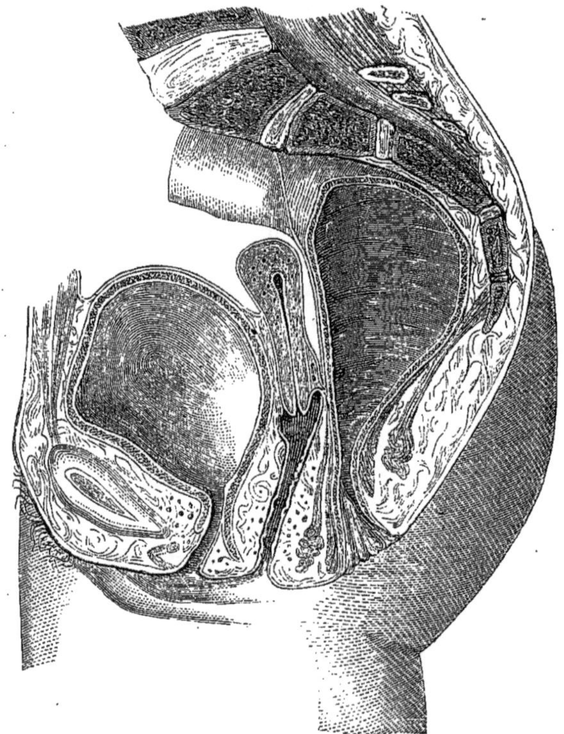

Fig. 1. — Coupe médiane antéro-postérieure du bassin d'une jeune fille de 19 ans (*Atlas d'anatomie chirurgicale homalographique* de E. Q. Legendre).

gane a sa grosse extrémité placée en bas. Il semble que ces conditions devraient rendre les déformations rares dans le jeune âge.

Cependant, Boullard, se fondant sur un assez grand nombre d'autopsies, a pu prétendre que l'antéflexion est la règle et doit être considérée comme une disposition normale. L'inégalité du développement du corps et du col se traduisant, non-seulement par les dimensions moindres du corps, mais encore par une épaisseur et une consistance moindres de son tissu, ce résultat peut s'expliquer par le défaut de résistance du parenchyme utérin aux actions mécaniques extérieures. Bien que Boullard (1) paraisse être tombé sur une série de faits qui l'a conduit à des moyennes sensiblement exagérées, on doit reconnaître que l'antéflexion est très-commune chez le fœtus et chez la jeune fille. Considérant ce fait comme accidentel, malgré sa fréquence, et l'attribuant au défaut de consistance du tissu d'un corps inachevé, j'ai pensé que l'assiette d'un col volumineux et ferme devait, en même temps qu'elle favorise l'antéflexion, s'opposer à l'antéversion. Or, bien que Boullard n'ait pas porté son attention sur ce point, il est à remarquer que les trois figures qui accompagnent son travail et offrent des spécimens de l'état de l'utérus chez le fœtus à terme, chez une jeune fille de six ans, et chez une femme adulte nullipare, indiquent des antéflexions manifestes sans antéversion. C'est là un caractère qui distingue les antéflexions du premier âge de celles d'un âge plus avancé : celles-ci sont presque toujours accompagnées d'antéversion. Les différences à noter dans les deux cas s'expliquent fort bien par les conditions de structure différentes que présente le corps utérin dans le jeune âge et chez la fille pubère ou la femme faite. En somme, l'antéflexion du jeune âge doit être considérée, non comme une disposition normale, mais comme un accident dont la fréquence s'explique par le peu de résistance qu'oppose un corps rudimentaire à l'action de forces qui vont être passées en revue.

Tandis que le corps de l'utérus de la jeune fille est petit et d'une consistance molle, le col, d'un volume relativement considérable, est ferme et rosé; la muqueuse utérine est pâle; le développement des vaisseaux en rapport avec les seules exigences de la nutrition.

L'établissement de la menstruation amène des modifications profondes dans le fonctionnement, et, par suite, dans la nutrition de l'utérus. L'action immédiate de la menstruation peut se réduire aux effets d'une hyperémie passagère qui diminue momentanément la consistance du tissu de l'organe. Mais c'est là le cas le plus favorable; et, suivant Virchow, les règles produisent quelquefois un relâchement du tissu utérin comparable à celui que détermine l'accouchement. On conçoit combien, dans ces conditions, les pressions exercées par les organes voisins peuvent être efficaces pour déter-

(1) Thèses de Paris, 1853.

miner, soit brusquement, soit petit à petit, des déformations de la matrice.

Avant d'insister sur les conséquences de la menstruation au point de vue de la nutrition du parenchyme utérin, qu'il me soit permis de rappeler le sens que j'attache à certaines expressions servant à caractériser l'état de la circulation dans une partie, expressions dont l'acception courante me paraît trop vague pour ne pas prêter à des équivoques.

« Nous savons maintenant qu'alors qu'elle se présente indépendamment de toute complication, la paralysie des nerfs artériels amène l'état de vascularisation excessive auquel convient le nom d'*hyperémie.* Dans les mêmes conditions, c'est-à-dire en l'absence de complications du côté des autres appareils, l'excès d'action des nerfs artériels modère outre mesure l'accès du sang dans la région, et produit l'*anémie* locale. Mais la circulation n'est pas seulement sous la dépendance de l'afflux du sang ; il faut que le sang qui est arrivé dans une région puisse en sortir. Or, bien que les conditions qui sont capables de mettre obstacle à cette circulation de retour ne nous soient pas toutes très-nettement connues, nous savons qu'elle peut être partiellement empêchée. Si l'obstacle au départ du sang par les conduits veineux coïncide avec la paralysie des nerfs artériels, l'hyperémie deviendra *congestion.* Si, au contraire, la circulation veineuse est diminuée en même temps que l'afflux artériel, l'anémie deviendra *stase.*

« La congestion, qui se traduit par une vascularisation plus grande, et qui, phénomène ordinairement passager, n'offre d'inconvénients immédiats qu'en raison de son siége, lorsque l'action mécanique de l'afflux du sang porte sur des organes délicats, tend, lorsqu'elle se prolonge, à se juger par les accidents dits inflammatoires, pour peu que les autres conditions qu'exige la production de ceux-ci soient remplies. La stase arrive lentement et, une fois produite, persiste, sans grand inconvénient immédiat, mais aussi, en raison même de la lenteur avec laquelle elle s'est progressivement établie, sans tendance à disparaître (1). »

J'ajouterai que, contrairement à une opinion très-répandue, l'utérus est un des organes dans lesquels les accidents franchement inflammatoires sont le plus rares. Par suite de cette circonstance, les effets des congestions successives dont il est si exposé à être le siége, s'y confondent, dans une certaine mesure, avec ceux des stases. Il importerait toutefois de distinguer les uns des autres ; mais c'est une

(1) Des applications de l'électricité à la médecine. Paris, 1867.

question qui n'est pas encore résolue, qui n'a même pas encore été posée. Etant donnés des utérus atteints d'engorgement, nous ignorons actuellement à quels caractères on peut reconnaître que l'augmentation de volume est le résultat d'une succession de congestions plutôt que de stases, ou réciproquement. Il y a là une question dont l'étude offrirait une grande importance, moins encore en raison des indications anatomo-pathologiques qui découleraient de sa solution, que parce qu'elle conduira à étudier autrement qu'en vue de les décrire les hémorrhagies de la surface intra-utérine.

Chez une femme bien constituée, saine, dont l'appareil utérin n'est affecté d'aucune lésion, et dont les règles suivent paisiblement leur cours, l'afflux du sang déterminé par le molimen menstruel aboutit, indépendamment de l'hémorrhagie, à une hyperémie passagère plutôt favorable que défavorable à une bonne nutrition. Mais, dans l'immense majorité des cas, les choses ne se passent pas ainsi. Mille causes viennent entraver la circulation de retour, soit directement, soit par mécanisme réflexe : l'usage du corset, les embarras de la circulation de la veine cave inférieure et de ses affluents, la plénitude prolongée du rectum ou de la vessie, les variations de température non suivies de promptes réactions, les émotions vives, etc. Mais, de toutes les causes de stase ou de congestion, la plus importante est l'existence d'une stase ou d'une congestion antérieure. Un premier degré de congestion ou de stase s'étant produit, il ne peut que s'exagérer à la menstruation suivante, favorisé d'autre part par la persistance à peu près constante des causes qui l'ont amené. L'organe embarrassé devient de plus en plus incapable des réactions qui pourraient rétablir la liberté des voies circulatoires; ces réactions sont, d'ailleurs, de moins en moins sollicitées. Ainsi se produisent, lentement d'ordinaire, mais d'une manière continue et progressivement, les engorgements utérins, résultat inévitable de l'accumulation des congestions ou des stases.

Enfin, il n'est peut-être pas de condition pathologique dont l'influence ne retentisse, par voie réflexe, sur la menstruation. Réciproquement, les troubles de la menstruation réagissent à leur tour d'une manière fâcheuse sur l'état général du sujet. C'est à cette époque surtout qu'acquièrent de l'importance, au point de vue de la nutrition de l'utérus, mille conditions primitivement étrangères à l'appareil génital, sur lesquelles j'aurai plus loin à m'arrêter.

Si maintenant on examine ce qu'est la structure de l'utérus, on arrive à s'expliquer comment se produisent les modifications pathologiques qui s'observent à la suite de l'accouchement ou même simplement des menstruations irrégulières ou insuffisantes.

Après avoir décrit une tunique moyenne musculeuse dans l'oviducte, Kolliker constate l'existence de trois couches musculaires dans le parenchyme de l'utérus. Bien qu'elles ne soient pas très-nettement séparées les unes des autres, et que les éléments contractiles y affectent des dispositions assez irrégulières pour représenter parfois un véritable feutrage, la dissection permet de les isoler et de leur constater une configuration générale qui, par places, est nettement reconnaissable.

« La couche la plus extérieure est constituée par une lame mince de fibres longitudinales embrassant le fond et les faces antérieure et postérieure de l'organe *jusqu'au col;* cette lame musculeuse fait corps avec une couche plus épaisse de fibres circulaires qui se perdent latéralement dans les ligaments et dans la tunique musculeuse de l'oviducte. La seconde couche, ou couche moyenne, est la plus importante et la plus vasculaire; elle représente un feutrage constitué par des faisceaux musculaires plats, longitudinaux, transversaux et obliques, dans lequel serpentent des veines volumineuses. Enfin, la troisième couche ou couche sous-muqueuse est mince et constituée par un lacis de fibres longitudinales, transversales et obliques.

« La couche moyenne offre son maximum d'épaisseur au fond de l'organe. Dans le col, les fibres longitudinales sont moins abondantes et les fibres transversales prédominent. »

Cette dernière condition, jointe à l'étranglement normal dont le large sillon accuse le niveau de séparation du corps et du col, favorise la production des flexions au niveau de l'isthme cervico-utérin lorsque des pressions extérieures agissent d'une manière un peu soutenue sur les faces ou sur le fond de la matrice.

Kolliker a noté également que les éléments des faisceaux musculaires de l'utérus sont reliés entre eux par une grande quantité de tissu conjonctif; enfin, que ce tissu forme la trame fondamentale de la muqueuse, qui est tellement unie à la couche musculeuse qu'on peut bien les distinguer l'une de l'autre sur des coupes, mais non les séparer exactement par la dissection. Peu d'organes présentent donc à un aussi haut degré le mélange intime des tissus musculaire et conjonctif qui place l'utérus dans des conditions de nutrition de plus en plus défectueuses lorsque des stases successives ont affaibli la contractilité de ses éléments musculaires et amené un développement exagéré de sa trame conjonctive.

Enfin, la gêne apportée par l'hyperplasie conjonctive au trajet d'une circulation veineuse et lymphatique extrêmement abondante, ne peut manquer d'atteindre la nutrition de la couche muqueuse, et d'y déterminer les accidents qu'on sait être la conséquence des stases de ce tissu : hypersécrétion catarrhale muqueuse ou muco-purulente souvent extrêmement abondante, boursouflement, altération des follicules glandulaires avec ulcération de la membrane à leur niveau.

Pendant la grossesse, la vascularité de la matrice augmente dans une proportion considérable ; les interstices fibrillaires s'agrandissent ; le feutrage musculaire est moins serré ; le tissu de l'organe perd, avec sa densité, son pouvoir de résistance aux actions mécaniques auxquelles il est exposé de toutes parts.

C'est après l'accouchement que ces causes de détérioration vont avoir leur effet. Le retrait incomplet de l'utérus entretient la mollesse et rend persistante la friabilité de ses parois. Les désordres locaux que laissait la répétition des fluxions menstruelles sont maintenant bien plus marqués ; ils vont s'accuser de plus en plus, soit par le fait du retour des grossesses, soit par le fait des influences accidentelles qui surgissent incessamment de la pratique d'une hygiène défectueuse ou des vicissitudes physiologiques d'un organisme éprouvé, soit enfin spontanément, — car le ressort d'un organe une fois perdu ou suffisamment amoindri, les simples excitations fonctionnelles sont devenues incapables de provoquer une réaction suffisante, et elles viennent augmenter le nombre des causes pathologiques.

Les inductions qu'autorise l'anatomie normale sont pleinement légitimées par les données de l'anatomie pathologique.

Lorsque, en effet, on examine après la mort un utérus atteint d'engorgement chronique, on constate que son augmentation de volume est dû à un épaississement des parois. « A l'examen microscopique du tissu de la matrice, dit M. de Scanzoni, on reconnaît dans cette affection une augmentation du tissu conjonctif provenant de l'organisation du liquide épanché entre les fibres musculaires ; la nature de cette maladie serait donc, au point de vue anatomique, une *hypertrophie du tissu conjonctif*. Lorsque cette hypertrophie est uniforme dans tout l'organe, elle produit nécessairement une compression ou peut-être même une oblitération partielle des vaisseaux ; mais lorsqu'elle est plus développée dans quelques points, plus faible ou complétement nulle dans d'autres, il arrive que, dans ces derniers points, les vaisseaux et surtout les veines se dilatent par suite de la durée des troubles circulatoires et donnent lieu à des hyperémies (*congestions*) partielles. Il arrive aussi quelquefois que la pression du sang augmentant, les vaisseaux dilatés se rompent; et il en résulte des épanchements sanguins plus ou moins étendus, que l'on rencontre surtout dans les couches les plus internes et les plus externes du tissu de la matrice. Les mêmes causes qui donnent lieu aux troubles circulatoires et aux hyperémies (*congestions*) dans les parois de l'organe amènent ordinairement aussi une stase chronique dans les vaisseaux de la muqueuse utérine, stase qui produit les altérations pathologiques du catarrhe chronique de l'utérus, altérations qui s'étendent ordinairement à la totalité de la muqueuse utérine, jusqu'à la muqueuse de la portion vaginale où elles se caractérisent par de simples érosions ou par une ulcération plus profonde. »

Telles sont les lésions que présente l'utérus engorgé. Sur le vivant, quelques-unes peuvent être constatées directement; divers signes ou symptômes permettent de conclure à l'existence des autres. Enfin, la nature de ces lésions accuse bien nettement que leur cause la plus puissante se trouve dans les anomalies de la menstruation; qu'une fois produites, elles doivent agir à leur tour pour contrarier l'exercice de cette fonction; qu'ainsi la marche de l'engorgement peut être lente, mais est inévitablement progressive.

A moins d'être produites subitement par une violence extérieure, les *versions* se présentent presque toujours comme complication de l'engorgement. Celui-ci constitue, en effet, la plus importante des conditions qui favorisent les déviations : sous son influence, l'inégalité de poids entre la partie supérieure, renflée, de l'utérus, et sa partie inférieure, relativement grêle, s'accuse de plus en plus.

Si l'utérus est ferme et homogène, si son poids seul est en jeu, si d'autre part il est mollement soutenu, il bascule simplement. Son fond, normalement dirigé un peu en avant, tombe; sa face antérieure devient inférieure; on a une antéversion. Sous l'influence de pressions extérieures à l'organe, le fond de l'utérus peut être poussé en arrière; c'est alors la face postérieure qui tend à devenir inférieure : on a alors une rétroversion.

Mais nous avons supposé ferme et résistant un organe qui peut ne pas l'être, et nous n'avons tenu compte que de l'action en masse d'influences extérieures qui peuvent ne pas agir toutes dans le même sens. Si celles-ci sont assez variées, assez puissantes, si l'utérus résiste inégalement à leur action, il ploie ; l'antéversion devient antéflexion, et la rétroversion, rétroflexion. Versions et flexions prennent naissance dans des conditions extérieures analogues ; on ne peut les étudier séparément.

Grâce à la mollesse du tissu utérin dans le jeune âge, les flexions des jeunes filles représentent plutôt des *courbures* que des *brisures*. Ces deux genres de déformations devraient être soigneusement distingués l'un de l'autre si leur diagnostic différentiel n'était très-difficile ou impossible dans la majorité des cas. La distinction n'offre toutefois qu'une importance médiocre au point de vue thérapeutique, les indications curatives étant les mêmes ; la brisure aggrave seulement le pronostic en ce qu'elle augmente les chances de rechute et prolonge ainsi le temps pendant lequel les malades doivent être tenues en observation.

Chez la jeune fille, donc, on a affaire à des courbures plutôt qu'à de véritables flexions. Lorsque le corps de l'utérus se développe, il se redresse, au moins dans la grande majorité des cas. Mais ce redressement n'a pas toujours lieu : les causes de version ou de flexion extérieures à l'utérus peuvent suffire à l'empêcher.

Dans les cas où le redressement a pu s'effectuer, l'organe présente une homogénéité suffisante pour que les actions extérieures tendent moins à le fléchir qu'à le déplacer en totalité, qu'à produire des versions.

Nous avons déjà trouvé une double raison de la facilité relative avec laquelle se produisent les *flexions* dans l'étroitesse plus grande de l'utérus au niveau de l'isthme qui sépare son corps de son col, et dans le changement de direction des fibres musculaires dont la masse, surtout longitudinale dans le corps, devient transversale dans le col. Ces conditions ont assurément leur importance ; mais la prédisposition aux flexions est d'ordinaire réalisée par un concours de circonstances dans lesquelles la structure normale de l'utérus ne joue qu'un rôle secondaire.

Deux opinions ont été soutenues, en Allemagne, relativement à la genèse des flexions utérines, par Virchow et par Rokitansky. Tous deux ont constaté dans les flexions, et une déformation, et une altération de structure du parenchyme utérin au niveau de la flexion ; mais la flexion serait primitive suivant le professeur de Berlin, tandis qu'elle serait consécutive suivant Rokitansky.

Ces deux opinions sont fondées ; et je ne crois pas qu'on puisse rendre compte des faits observés par l'adoption exclusive de l'une ou de l'autre. Les flexions reconnaissent des causes de deux ordres : les unes extérieures, les autres liées à la structure de l'organe. Or, non-seulement chacune de ces conditions peut être le résultat de l'action prolongée de l'autre, mais, dans le plus grand nombre des cas, toutes deux interviennent à la fois ; aussi leur ordre de succession ou l'action prépondérante de l'une d'elles paraît-il suffire à justifier l'une ou l'autre opinion.

Parmi les arguments destinés à montrer pourquoi la rétroflexion, très-rare chez les nullipares, est relativement commune chez les femmes qui ont eu des enfants, Rokitansky signale l'influence que doit exercer, immédiatement après l'accouchement, le poids de la paroi postérieure de l'utérus plus considérable que celui de la paroi antérieure, et l'affaiblissement du stroma cervical, soumis, pendant la grossesse, à une élongation plus grande dans sa moitié postérieure que dans sa moitié antérieure. Cette dernière considération explique comment les flexions inférieures à l'isthme du col sont moins rares en arrière qu'en avant.

L'étude anatomo-pathologique des flexions vient à l'appui de l'opinion mixte que je viens d'émettre. Tantôt on ne trouve que les désordres qui traduisent l'influence d'une pression longtemps soutenue : plicature de la face antérieure ou postérieure de l'isthme de l'utérus, —obturation plus ou moins complète de son orifice interne, — altérations sécrétoires consécutives à l'anémie locale déterminée par la compression, — atrophie ou induration, au niveau de la flexion, du tissu utérin dont les éléments musculeux ont disparu, ne laissant plus qu'un tissu conjonctif capable d'induration, de rétraction, et pouvant ainsi, à la longue, rendre la flexion de moins en moins curable. Tantôt, au contraire, on trouve plus marquées les altérations de texture qui ont fait admettre à Rokitansky qu'une lésion de nutrition du parenchyme utérin était la condition primitive nécessaire des flexions : « Le corps de l'utérus est, à partir de son col, devenu friable dans sa substance, lâche et amincie, traversée par des vaisseaux rigides ; sa cavité est dilatée et remplie de liquides catarrhaux. Le col de l'utérus apparaît parsemé de vésicules de Naboth dans son stroma conjonctif; mais, en réalité, ce stroma est atrophié et épuisé par la production exagérée et continue des œufs de Naboth dont la déhiscence laisse des espèces de compartiments dont les faces lamelleuses opposées se rapprochent çà et là et se confondent entre elles. Cela se trouve surtout au niveau de l'orifice interne de l'utérus : dans ce point, la confusion des lamelles en question est arrivée au point de produire la rétraction cicatricielle du stroma conjonctif épuisé et atrophié...... D'après ce qui précède, je crois que la cause des flexions réside dans l'utérus lui-même; que cette cause est tantôt le défaut de renouvellement du stroma rigide de tissu conjonctif qui constitue la masse principale du col et se prolonge sur le corps de l'utérus, défaut qu'on rencontre après l'accouchement; tantôt une altération de ce tissu conjonctif produite par un catarrhe (1). »

Les deux ordres de causes, intimes et externes, doivent donc être admises comme prépondérantes, suivant les circonstances. Celles extérieures à l'utérus sont suffisantes pour empêcher la disparition de la flexion de l'enfant ou de la jeune fille, et pour produire une flexion quand l'utérus est ramolli après l'accouchement, quelquefois même sur la fin d'une menstruation. Quant à celles inhérentes à la structure de l'utérus, elles sont surtout la conséquence des lésions de l'engorgement chronique, parmi lesquelles le catarrhe joue un rôle d'une importance capitale.

Enfin, il ne faut pas perdre de vue que les troubles circulatoires causés mécaniquement par une pression extérieure capable de produire une flexion, même légère, deviennent une cause d'engorgement. Ainsi s'accuse la constante influence réciproque d'actions que la pathologie descriptive devait examiner séparément, mais dont le concours est constant, toutes les fois au moins que l'affection offre une marche lentement progressive.

Nous avons vu jusqu'ici que la forme et la situation de l'utérus, ovoïde dont la grosse extrémité est dirigée en haut, le prédisposent aux déviations; que ces conditions d'équilibre instable sont accrues par le fait des engorgements dont nous avons indiqué les causes multiples; enfin, que les troubles de nutrition liés à l'existence des engorgements, aux anomalies de la menstruation, au fait de la parturition, conduisent facilement la déviation à dégénérer en flexion. Il nous reste à passer en revue les influences exercées sur la position et la forme de l'utérus par ses rapports.

Les conditions qui favorisent l'accomplissement de sa fonction gestatrice font à l'utérus une mobilité qui le dispose singulièrement aux déplacements de toute nature, mais surtout à l'abaissement et à l'antéversion. Qu'on suppose, en effet, ses attaches suffisamment relâchées, la pesanteur le fera glisser en bas, tandis que son axe s'inclinera en avant.

1) Rokitansky. Allgemeine Wiener Medizinische Zeitung, 1859.

De tous les ligaments qui soutiennent l'utérus, les plus exposés à l'élongation sont les ligaments ronds, qui, se détachant en avant et latéralement de son fond, le relient à l'épine du pubis et à la partie supérieure des grandes lèvres. Leur raccourcissement incomplet après la parturition et même après certaines crises menstruelles, rend compte de la possibilité des déviations en arrière, qui, sans cela, devraient être extrêmement rares.

Le relâchement des ligaments utéro-sacrés, qui naissent latéralement de la partie inférieure de la face postérieure de l'utérus pour aller s'attacher immédiatement en dedans de la symphyse sacro-iliaque, tendrait également à faciliter la rétroversion en même temps que l'abaissement.

On a généralement, dans l'étiologie des déviations, fait jouer un rôle considérable au raccourcissement des ligaments, surtout des ligaments ronds Bien que ces parties renferment des éléments contractiles, je crois qu'on a singulièrement exagéré l'influence de ceux-ci en les supposant capables de réduire la longueur normale des ligaments, et que l'observation devra modifier une opinion qu'on ne saurait considérer actuellement que comme une vue *à priori*. Peut-être le raccourcissement des ligaments pourrait-il se montrer comme conséquence de l'extension d'un processus inflammatoire intéressant les replis séreux dans lesquels ils sont situés? — Quel qu'en soit le mécanisme, un pareil raccourcissement aurait pour effet de faire basculer le fond de l'utérus en avant, et, par conséquent, de déterminer une antéversion, soit qu'il porte sur les ligaments ronds, soit qu'il porte sur les ligaments utéro-sacrés dont la rétraction tirerait le col en arrière.

Quant aux ligaments larges, ils maintiennent l'utérus dans sa position en s'opposant aux déviations latérales que nous savons être relativement rares.

Des états pathologiques peuvent créer à l'utérus des rapports anormaux qui le constituent à l'état de déviation, ou l'immobiliser dans une situation, normale ou non, de manière à empêcher son déplacement en totalité et le prédisposer ainsi aux flexions. Virchow a particulièrement insisté sur les conséquences qu'entraîne, à ce point de vue, la péritonite adhésive partielle, périmétrite ou péritonite iliaque, déterminant des adhérences aux organes voisins, ou changeant l'économie du mode de suspension de l'utérus. Il regarde la péritonite partielle comme procédant le plus souvent d'une inflammation catarrhale des trompes, et insiste sur les dangers du catarrhe utérin constituant un foyer d'où peut, sous l'influence de la moindre cause accidentelle, surgir une irradiation inflammatoire.

Après avoir fait la part des conditions qui offrent une fixité relative, structure de l'utérus avec les variations que lui font subir l'évolution nutritive et l'évolution fonctionnelle, rapports permanents, normaux et anormaux, il nous reste à tenir compte de conditions plus mobiles : des rapports de l'utérus avec la vessie et le rectum, et de l'influence exercée sur ces rapports par leur état de plénitude ou de vacuité. Ici, les enseignements de l'anatomie pathologique font défaut; on a dû partir de notions plus ou moins exactes sur les rapports des parties, et conclure par induction.

C'est surtout au point de vue des flexions qu'on s'est préoccupé des changements qui surviennent incessamment dans l'état du rectum et de la vessie; je crois qu'ils ne sont pas moins intéressants à étudier dans leurs rapports avec la production des simples versions. L'état de plénitude de la vessie, lorsque l'utérus est d'ailleurs sain et qu'il a conservé ses rapports normaux, repousse son fond en haut et en arrière; il en résulte, avec le temps, une élongation des ligaments ronds. Pareil effet est produit sur les ligaments utéro-sacrés par la plénitude habituelle du rectum. Qu'on suppose ces deux conditions réunies, — et c'est presque la règle chez les femmes, — la conséquence sera une mobilité plus grande dans tous les sens, plus spécialement dans celui de la rétroversion, et surtout une plus grande facilité d'abaissement. Enfin, le rectum, et aussi l'intestin grêle, sont souvent distendus par des gaz; dans ce cas, l'utérus est soumis à un ensemble de pressions postérieures et supérieures dont la résultante, sensiblement perpendiculaire à l'axe du détroit supérieur, agit de manière à produire l'antéversion.

Que ces actions exercées par la vessie et le rectum trouvent le col utérin dans de mauvaises conditions de résistance, la version deviendra flexion. C'est ainsi que Virchow note comme causes d'antéflexion : la pression des intestins dilatés par des gaz, la plénitude de l'extrémité inférieure du rectum qui pousse le col en haut et en avant, la plénitude de la vessie quand le fond de l'utérus est fixé de manière à ne pouvoir se retirer, enfin, la plénitude de la partie supérieure du rectum, lorsque les ligaments utéro-sacrés sont bien résistants.

Il est deux conditions signalées comme causes d'antéflexion sur lesquelles je dois m'arrêter : la résistance qu'opposerait à l'extension de la vessie le péritoine du cul-de-sac vésico-utérin, et le mode de fixation du col utérin embrassé circulairement par le vagin.

Etant données la souplesse et l'élasticité du péritoine, je ne crois pas admissible qu'il puisse opposer au développement en arrière d'une vessie qui se remplit un obstacle dont il y ait lieu de tenir compte.

Quant au mode d'insertion du vagin au col utérin, je ne pense pas que ce soit, comme on l'a prétendu, en fixant solidement le col, tandis que le corps reste mobile, qu'il devienne une cause de flexion. Il me paraît beaucoup plus rationnel d'admettre que l'axe du vagin faisant avec celui de l'utérus un angle ouvert en avant, l'action mécanique réciproque des deux parties tend à corriger les dispositions à l'antéversion lorsque l'utérus est suffisamment résistant; et, lorsque cette dernière condition n'est pas remplie, à compliquer l'antéversion d'une antéflexion.

Quand elle n'a pas fourni un point de départ aux opinions émises touchant le mécanisme des déviations et des déformations de l'utérus, la statistique a été appelée à les confirmer. De là des documents qu'il me reste à signaler, tout en reconnaissant combien ils sont incomplets et insuffisants, même au point de vue des questions dont ils visent la solution. Toutefois, l'examen comparatif des conditions dans lesquelles ont été faites des observations non comparables entre elles, peut donner quelques renseignements utiles qu'on demanderait vainement aux chiffres, recueillis d'ailleurs en trop petit nombre. Aussi n'ajouterai-je pas entre eux, pour en tirer des moyennes qui ne répondent à rien, les résultats publiés par les divers observateurs; mieux vaut constater les écarts, et en chercher la raison.

Boullard a fait 107 autopsies de fœtus et de jeunes filles, dans lesquelles il a trouvé 98 antéflexions. Dans les discussions auxquelles ce travail a donné lieu, on annonçait un nouveau mémoire de Boullard et Verneuil représentant une série d'observations dans laquelle les antéflexions étaient moins nombreuses, quoique toujours très-fréquentes; ce travail n'a pas paru.

Lorain (1) a fait, à l'hôpital de la Maternité, 25 autopsies de fœtus chez lesquels il a trouvé : 6 antéflexions, 2 rétroflexions, 8 latéroflexions, 3 doubles flexions latérales, 6 positions normales.

Dans un hôpital d'enfants, sur des jeunes filles de 3 à 15 ans ayant succombé à des affections diverses, Soudry (2) a trouvé, sur 71 cas : 41 antéflexions, 11 antéversions, 15 rétroversions, 2 rétroversions avec antéflexion, 2 rétroflexions.

Dans des conditions identiques en apparence, c'est-à-dire dans un hôpital d'enfants, Goupil (3) a trouvé, sur 30 sujets : 14 antéflexions,

(1) Registre des autopsies faites en 1853 à la Maternité.
(2) Cité par Aran (Leçons sur les maladies de l'utérus, Paris, 1858).
(3) Clinique médicale sur les maladies des femmes, t. II, Paris, 1862.

5 rétroflexions, 4 rétroversions, 7 latéroversions dont 2 avec antéversion.

Sur 50 adultes nullipares, de 17 à 30 ans, ayant succombé dans divers hôpitaux à des affections variées, Depaul (1) a trouvé : 32 positions normales, 7 antéversions, 4 rétroversions, 3 antéflexions, 4 rétroflexions.

Sur 115 nullipares dont l'âge n'est pas indiqué, Goupil (2) a trouvé : 41 antéflexions, 8 rétroflexions, 14 antéversions, 2 rétroversions, 7 latéroversions, 43 positions à peu près normales. Bien que l'origine de ces observations ne soit pas indiquée dans le travail où je les ai relevées, je crois que la plupart ont été faites à l'hôpital de Lourcine, circonstance importante à noter, comme on le verra plus loin.

Sur 48 adultes nullipares, Gosselin a trouvé 16 antéflexions, 11 antécourbures, 18 directions normales, 3 cas douteux. La distinction entre les antéflexions et les antécourbures aurait une grande importance au point de vue des renseignements étiologiques si elle était toujours possible cliniquement; malheureusement, la confusion est inévitable dans la pratique, et, si certaines brisures sont faciles à constater, on ne peut affirmer qu'une courbure apparente n'est pas consécutive à une flexion proprement dite. Aussi, dans le tableau qu'on trouve plus bas, ai-je confondu sous le même chef les antéflexions et les antécourbures. Il ressort de la distinction faite par Gosselin que les chiffres qu'il a donnés sont des résultats d'autopsies, que, par conséquent, ses observations n'ont pas porté sur des sujets choisis.

Sur 69 adultes nullipares de ma clinique privée, j'ai trouvé : 17 antéversions, 19 antéflexions, 9 rétroversions, 5 rétroflexions, 5 latéroversions ou flexions dont 4 avec antéversion et 1 avec antéflexion, 14 directions normales. Ces observations ont été prises sur des femmes malades, soit d'affections utérines, soit d'affections nerveuses hystériques, le plus souvent des deux à la fois. Un engorgement notable et de l'abaissement existaient dans la plupart des cas où la direction de l'utérus était normale.

Sur 61 adultes ayant eu une ou plusieurs grossesses, Richet (3) a trouvé : 33 positions normales, 7 antéversions, 2 rétroversions, 3 latéroversions, 11 antéflexions, 3 rétroflexions et 2 latéroflexions. Ces observations ont été faites dans des autopsies; elles doivent donc être rapprochées de celles de Gosselin.

Sur 114 adultes uni ou multipares, Goupil (4) a trouvé : 27 posi-

(1) Rapport à l'Acad. de méd., 1854.
(2) *Loc. cit.*
(3) Anatomie chirurgicale, Paris, 1857.
(4) *Loc. cit*

tions normales, 19 antéflexions, 9 rétroflexions, 37 antéversions, 4 rétroversions, 18 latéroversions ou flexions. Les conditions de l'observation n'ont pas été notées ; il s'agit de données cliniques ; mais sur quel public ont-elles été prises? — Sans doute, pour une grande partie, sur la population de l'hôpital de Lourcine, auquel Goupil a été attaché.

Dans les conditions cliniques indiquées plus haut à propos de mes observations sur les nullipares, j'ai trouvé, sur 137 femmes ayant eu une ou plusieurs grossesses : 52 antéversions, 38 antéflexions, 16 rétroversions, 15 rétroflexions, 4 latéroversions ou flexions, dont 2 avec antéversion et 2 avec antéflexion, 12 directions normales.

Récemment, M. Panas (1) a examiné 114 jeunes filles et adultes exemptes de lésions utérines ou péri-utérines, et il a trouvé 12 antéversions, 40 antéflexions, 3 rétroversions, 3 rétroflexions, 12 latéroflexions, 3 directions normales. Ces observations ont été faites à l'hôpital de Lourcine. Il n'y a pas été tenu compte des conditions de nulliparité ou de grossesses antérieures.

Les données de toutes ces observations ont été réunies dans le tableau suivant. Pour faciliter les comparaisons, les chiffres bruts ont été convertis en chiffres proportionnels à 100. Je n'ai pu, faute d'indications suffisantes, utiliser les chiffres de Boullard, qui, ayant examiné 4 fœtus avant terme, 57 fœtus à terme, 19 filles de 2 à 13 ans, 27 adultes nullipares, n'a pas noté la répartition proportionnelle des 98 antéflexions qu'il atribue à la masse.

CATÉGORIES et NOMBRES D'OBSERVATIONS	ANTÉVERSIONS	ANTÉFLEXIONS	RÉTROVERSIONS	RÉTROFLEXIONS	LATÉRO-VERSIONS FLEXIONS	DIRECTION NORMALE	AUTEURS	ORIGINES
25 fœtus.	»	24	»	8	44	24	Lorain.	Autopsies.
69 jeunes filles.	15.94	59.42	21.74	2.90	»	»	Soudry.	Autopsies.
30 id.	»	46.66	13.33	16.66	23.33	»	Goupil.	Id.
50 adultes nullipares . .	14	6	8	8	»	64	Depaul.	Autopsies.
115 id. . .	12.17	35.65	1.73	6.96	6.08	37.39	Goupil.	Clinique.
45 id. . .	24.44	35.55	»	»	»	40	Gosselin	Autopsies.
69 id. . .	24.64	27.53	13.04	7.24	7.24	20.29	Tripier.	Clinique spéciale.
137 adultes uni ou multip.	37.95	27.74	11.67	10.95	2.92	8.75	Tripier.	Clinique spéciale.
61 id.	11.47	18.03	3.27	4.91	8.20	54.09	Richet.	Autopsies.
114 id.	32.45	16.66	3.50	7.89	15.78	23.68	Goupil.	Clinique.
114 jeunes et adultes. . .	10.52	35.10	2.63	2.63	10.52	38.60	Panas.	Id.

(1) Archives générales de médecine, 1869.

Quelques conséquences peuvent déjà être tirées de l'examen de ce tableau et de la notion des conditions dans lesquelles ont été prises les observations.

Et d'abord, les autopsies de Lorain tendent à établir, contrairement à l'opinion de Boullard, que l'antéflexion n'est pas une conformation normale qu'effaceraient les grossesses, mais un accident, fréquent sans doute, dont rendent fort bien compte les conditions de milieu où se trouve l'utérus pendant et après la vie fœtale.

Les relevés de Soudry et de Goupil, faits d'après des autopsies de jeunes filles, tendraient à infirmer l'opinion de Cusco (1) d'après laquelle les flexions de l'âge fœtal et de la première enfance se corrigeraient par le fait du développement. Cependant Cusco a signalé une tendance réelle ; et si celle-ci n'est pas accusée par les chiffres de Soudry et de Goupil, cela tient à ce que ces observateurs ont opéré dans des hôpitaux d'enfants, sur des sujets ayant succombé pour la plupart aux affections qui traduisent le plus nettement l'insuffisance générale de la nutrition et des ressources qui pourraient favoriser le développement.

Un point à noter, mais dont l'explication ne me paraît pas pouvoir être donnée sans un complément d'information dont les éléments font défaut, est l'écart, quelquefois considérable, qu'on trouve entre les chiffres de Soudry et ceux de Goupil, recueillis dans des circonstances qu'on pourrait croire identiques.

L'écart est moins grand, pour les nullipares adultes, entre les chiffres de Goupil et les miens. Nous trouvons, pour les flexions, des nombres qui se rapprochent de ceux notés chez le fœtus par Lorain, avec cette différence que les latéroflexions ont presque disparu et que leur absence est compensée par l'existence des versions, qu'on ne trouvait pas chez le fœtus. Il y a là un fait qui doit faire admettre la tendance des flexions du fœtus à se corriger. Enfin, si j'ai donné pour les anomalies de situation et de forme de l'utérus des chiffres un peu supérieurs à ceux de Goupil, cela tient à ce que mes observations ont porté sur un public d'hystéropathiques, tandis que celles de Goupil lui ont été fournies, au moins pour la meilleure partie, par le public de l'hôpital de Lourcine, où les sujets jeunes sont en grande majorité, et où les affections utérines sont assez rares pour que j'aie dû renoncer à y démontrer mes procédés de redressement utérin dans le service qu'avait autrefois mis à ma disposition Ad. Richard.

Les résultats obtenus par Depaul diffèrent notablement des nôtres.

(1) Thèses de l'agrégation, Paris, 1853.

Recueillis sur des sujets ayant succombé, dans divers hôpitaux, à des affections étrangères à l'appareil génital, ils devaient présenter, et présentent en effet, une proportion bien moindre de déviations et de déformations. Ceux de Gosselin s'en rapprochent davantage, au moins pour les déviations et flexions antérieures. Il est remarquable que quarante autopsies ne lui aient pas fourni un seul exemple de déviation ou de flexion en arrière.

Chez les femmes uni ou multipares, je trouve encore les lésions de forme et de situation de l'utérus plus communes que ne les trouve Goupil, ce qui tient vraisemblablement toujours à ce que mon observation a porté sur des femmes amenées chez moi par des affections utérines. Richet, prenant ses chiffres dans des autopsies de malades quelconques, devait trouver, et a trouvé en effet, les déplacements moins fréquents.

Un trait commun à ces diverses séries d'observations est la fréquence des déviations et flexions antérieures, bien plus nombreuses que les rétroversions et rétroflexions. Ce résultat avait déjà été annoncé par la plupart des observateurs, notamment par Cruveilhier, Deville, Rokitansky, Virchow; et il ne saurait faire l'objet d'un doute. Cependant Kiwish et Ch. Mayer, se fondant sur des observations cliniques, ont cru pouvoir affirmer que les rétroflexions étaient plus communes que les antéflexions. La divergence s'explique par les circonstances dans lesquelles ont observé les derniers, plus spécialement adonnés à la pratique gynécologique. Il est remarquable, en effet, que la plupart des malades atteintes d'affections utérines commencent par réclamer le secours du médecin à l'occasion des symptômes éloignés de ces affections; qu'elles ne font rien pour mettre celui-ci sur la voie d'un diagnostic étiologique exact. Un préjugé qu'on ne peut considérer comme une forme de la pudeur, puisqu'il est encore plus prononcé dans le monde des femmes légères que dans la classe simplement ignorante, éloigne des dispensaires exclusivement gynécologiques presque toutes les femmes qui, bien qu'ayant conscience de leur infirmité, peuvent se présenter sous un autre prétexte. Or, les déviations en arrière sont plus directement incommodes, tandis que celles en avant, plus aisément supportables, n'amènent pas à consulter tant qu'elles ne se compliquent pas de symptômes généraux; plus tard, ceux-ci fournissent le prétexte. Les lésions postérieures conduisent chez le spécialiste, tandis que pour les lésions antérieures, on s'adresse au premier venu. Ainsi s'explique comment, en raison de leur notoriété spéciale, Kiwish et Mayer peuvent rencontrer les déviations en arrière plus souvent que les déviations en avant.

Ch. Mayer a admis encore que l'antéflexion étant plus commune chez les jeunes femmes et chez les nullipares, la rétroflexion le deviendrait chez celles qui ont eu des enfants. Sans méconnaître que la parturition peut devenir une des causes les plus efficaces de rétroflexion, je ne puis admettre, non-seulement que son influence puisse aller jusqu'à renverser le rapport général des flexions en avant et en arrière, mais même qu'elle puisse rendre les dernières plus communes chez les femmes qui ont enfanté.

En examinant séparément les diverses catégories du tableau ci-dessus, on voit que, d'une manière générale, la proportion des antéflexions et des antéversions varie suivant que les constatations sont le résultat de l'examen clinique ou des autopsies. A l'autopsie, on trouve plus de flexions ; et on en trouverait un nombre plus grand encore si, au lieu d'ouvrir des sujets quelconques, on avait pu ouvrir ceux qui ont été l'objet des constatations cliniques. Il y a là nécessairement, pour le clinicien, une cause d'erreur dont il importe de tenir compte : c'est l'engorgement des tissus péri-utérins, notamment du tissu conjonctif de la partie qui, sur la moitié inférieure de la face antérieure de l'utérus, est comprise entre la paroi postéro-inférieure de la vessie et le cul-de-sac vaginal antérieur. Cet engorgement suffit pour masquer une flexion peu prononcée, ainsi que je m'en suis assuré dans quelques cas où, après n'avoir, malgré un examen attentif, pu diagnostiquer qu'une antéversion, je trouvais une légère flexion lorsqu'un traitement convenable avait fait cesser l'engorgement.

En présence de la proportion considérable des flexions signalée chez le fœtus et chez les très-jeunes enfants, j'ai pensé qu'il serai intéressant, pour arriver à se rendre compte de ce que deviennent ces flexions, de multiplier les observations en tenant compte de l'âge des malades. C'est ce que j'ai fait pour les 206 observations que j'avais prises, ne me dissimulant cependant pas que les sujets que j'ai eus à examiner étaient dans des conditions spéciales qui devaient me donner pour les anomalies de situation ou de forme de l'utérus des chiffres plus élevés que la moyenne vraie.

Le tableau suivant, dans lequel j'ai classé les sujets par âge, est donc surtout un cadre à remplir. La première série comprend les femmes ayant moins de 25 ans, c'est-à-dire de la nubilité jusqu'au moment où le développement sexuel devient complet ; la deuxième, comprenant les femmes de 25 à 45 ans, répond à la période du plein épanouissement sexuel, sa limite étant fournie par l'époque moyenne de la cessation de la menstruation ; la troisième représente la période de décadence.

Les nombres des cas de chaque série demeurent trop peu considérables pour que j'aie cru devoir les convertir en nombres proportionnels. Cette opération eût d'ailleurs pu conduire trop facilement à tirer des conclusions que ne comportent ni le nombre des faits ni les conditions spéciales dans lesquelles ils ont été observés.

	MOINS DE 25 ANS		DE 25 A 45 ANS		PLUS DE 45 ANS		OTAUX		
	Nullip.	Accouch.	Nullip.	Accouch.	Nullip.	Accouch.			
Antéversions. . .	5	6	10	34	2	12	17	52	69
Antéflexions . . .	6	6	13	29	»	3	19	38	57
Rétroversions . .	6	2	3	13	»	1	9	16	25
Rétroflexions. . .	2	3	3	12	»	»	5	15	20
Latéro-versions et flexions.	1	»	4	4	»	»	5	4	9
Direction normale.	4	»	10	10	»	2	14	12	26
Totaux. . . .	24	17	43	102	2	18	69	137	206
	41		145		20				

Une opinion fort répandue, au moins chez les malades, est que les flexions peuvent être effacées par la grossesse; il est peu d'entre elles, en effet, à qui leur médecin n'ait promis la guérison à cette condition. Cette assertion n'est-elle qu'une ingénieuse défaite? Repose-t-elle sur des observations? — Après avoir vainement cherché à me renseigner sur ce point, je me suis trouvé conduit à admettre que la guérison des flexions par la grossesse est possible, mais qu'elle doit être extrêmement rare. Ayant eu l'occasion d'examiner non gravides quelques femmes qu'il m'a été donné d'observer de nouveau après un accouchement, j'ai constamment retrouvé, au second examen, les déviations et déformations observées d'abord; une fois, cependant, une antéflexion notée chez une nullipare de vingt ans, avait fait place, après une grossesse, à une antéversion.

CHAPITRE II

DES TROUBLES NERVEUX DITS HYSTÉRIQUES ET DE LEURS RELATIONS AVEC LES LÉSIONS UTÉRINES

On a appelé autrefois *hystériques*, les rapportant aux *sympathies* éveillées par un état pathologique de l'utérus, certains troubles de la sensibilité et de la musculation qui, bien que s'observant à tout âge et appartenant aux deux sexes, sont surtout fréquents chez la femme, dans la période de la vie comprise entre la puberté et la ménopause,et très-rares aux âges extrêmes.

Les vues les plus récentes s'éloignent peu de ces données.

Les phénomènes dits autrefois *sympathiques* sont aujourd'hui appelés *réflexes*, et leur mécanisme est mieux défini.

Mais à mesure que s'est plus accentué le dogmatisme étroit de la phase exclusivement descriptive des sciences médicales, la tendance à créer des espèces pathologiques bien délimitées a conduit à faire de l'hystérie une affection distincte, trop exactement circonscrite, et à exclure de la description type certaines formes moins communes qui, anormales ou omises dans les ouvrages classiques, ne sont plus *hystériques* qu'en clinique. Constatons immédiatement les fâcheux résultats pratiques amenés par l'enseignement de cette nosographie de concours. Une pathologie de convention entraîne une thérapeutique correspondante : à l'*espèce morbide*, on oppose une *recette*, à l'hystérie, le castoreum, puis la valériane, aujourd'hui le bromure de potassium. Les vues plus sagaces sont restées à l'état de manifestations isolées sans influence sur le courant général des idées, du moins en France.

Il s'est établi sur ce point une tradition avec laquelle il faut rompre. Les états morbides de l'utérus sont une des conditions qui concourent à la production de certains phénomènes réflexes qu'on peut très-bien appeler *hystériques;* mais il n'existe pas une affection qu'on soit en droit de nommer *hystérie*. On ne rencontre, dans la réalité, que des symptômes dont le mécanisme et le lien ne sauraient être éclairés par le travail qui consiste à les grouper artificiellement, fût-ce d'après la fréquence de leurs coïncidences.

Les troubles de l'innervation, déterminés ou non par des sollicitations utérines, se traduisent symptomatiquement par la *paralysie*, l'*hyperismie*, l'*ataxie*. Relativement à cette dernière forme, rappelons qu'elle représente une condition organique complexe, et que son admission provisoire accuse simplement l'insuffisance de l'analyse physiologique à cet endroit (1). Je la conserverai toutefois, rappelant qu'elle est complexe, et que les deux premières seules peuvent représenter des éléments pathologiques.

Précisant davantage la nature de ces symptômes, et les rangeant dans un ordre qui réponde à leur fréquence décroissante, nous trouvons :

Algies; surtout intercostales, occipito-frontales, gastriques, cardiaques, faciales.

Hyperismies sécrétoires : hypersécrétion lacrymale, polyurie, hypersécrétions gazeuses intestinales.

Ataxies : convulsions toniques avec ou sans perte de connaissance, vomissements, toux; convulsions cloniques, tics.

Hyperesthésies : précrurale, olfactive, etc.

Analgésies variées. — *Anesthésies.* — *Contractures.*

Paralysies du mouvement, de forme tantôt paraplégique, tantôt hémiplégique affectant le plus souvent le côté gauche. Aphonie.

Aucune lésion utérine ne provoque nécessairement l'un de ces accidents. Une même lésion de l'utérus peut *concourir* à la production de chacun d'eux.

L'affection utérine n'intervient donc que comme sollicitation mettant en évidence, par mécanisme réflexe, les vices physiologiques des diverses parties faibles.

Il n'est pas de manifestation pathologique qui ne reconnaisse au moins deux causes, l'une organique, l'autre occasionnelle. Si nous envisageons à ce point de vue les symptômes qui viennent d'être énumérés, nous voyons que la détermination de leur nature et de leur localisation est sous la dépendance d'une lésion nerveuse encore indéterminée, peu importante le plus souvent, traduisant simplement l'existence d'une partie faible; mais que cette lésion, difficilement

(1) « Nous avons dit précédemment que les diverses expressions fonctionnelles ne pouvaient être altérées que dans leur quantité ou leur modalité. Cette déclaration *a priori* avait pour but de n'écarter du cadre nosologique que nous nous faisions aucune affection possible, mais c'était une concession qui, l'heure de l'examen arrivée, ne saurait plus être maintenue. *Il n'y a pas d'affection par altération de la modalité fonctionnelle.*

« L'analyse des symptômes nous montre dans les affections dites *ataxiques*, dans les maladies convulsives, des états morbides complexes, représentant des combinaisons en proportions variées de l'élément *paralytique* et de l'élément que j'appellerai *hyperismique*, c'est-à-dire des conditions dans lesquelles les aptitudes fonctionnelles sont déprimées, et de celles dans lesquelles ces aptitudes se montrent exaltées. » (Des applications de l'électricité à la médecine, Paris, 1867.)

accessible à nos moyens thérapeutiques, est, d'autre part, difficilement curable tant que la partie qui en est le siége reste exposée aux sollicitations fonctionnelles anormales venant d'un organe dont les relations physiologiques sont aussi importantes que sont celles de l'utérus.

Un certain nombre de phénomènes physiologiques observables au moment de la puberté, de la ménopause, pendant la grossesse, ne permettent pas de méconnaître la puissance avec laquelle les actions qui sollicitent la sensibilité de l'utérus éveillent les phénomènes réflexes d'ordre le plus varié, portant non-seulement sur la sensilibité (1) et la motricité cérébro-spinales, mais aussi sur la circulation. Il est impossible qu'un état pathologique de l'utérus ne joue pas un rôle analogue; et personne aujourd'hui ne saurait nier cette influence, établie d'ailleurs par les résultats d'une thérapeutique qui la vise exclusivement.

Mais cette cause déterminante n'est pas la seule, et les accidents nerveux que nous venons de passer en revue sont encore sous la dépendance de conditions circulatoires générales dont il importe de tenir compte.

On ne saurait actuellement formuler à cet égard des déterminations précises. Toutefois je crois pouvoir dès à présent signaler l'*anémie* et la *chlorose* comme prédisposant, l'une, aux formes *algiques,* l'autre, aux formes *convulsives.*

L'histoire des anomalies locales de la circulation est également toute à faire. Nous savons seulement que des anémies locales se produisent, se traduisant par un défaut de calorification, phénomène souvent permanent, accusant, soit un excès d'action des nerfs vasomoteurs, soit la paralysie de leurs antagonistes, d'où des *contractures* vasculaires; que des phénomènes inverses s'observent, hyperémies ou même congestions ordinairement passagères et différemment distribuées : tandis que les anémies sont surtout périphériques, les congestions sont surtout viscérales.

Il faut, enfin, ne pas perdre de vue l'influence exercée sur toute l'économie par les anomalies de la circulation utérine. L'observation journalière démontre que de véritables dyscrasies peuvent être la conséquence des perturbations qu'elle éprouve. Sans négliger de tenir compte de l'action exercée par voie réflexe sur les organes hématopoïetiques, j'ai eu déjà à insister (2) sur l'intérêt d'un point de

(1) V. Pathogénie d'une classe peu connue d'affections douloureuses. Algies centriques e réflexes (Archiv. génér. de méd., 1868).

(2) Des applications de l'électricité à la médecine, 1867.

physiologie pathologique à l'endroit duquel règne encore une grande obscurité : la relation entre les *stases* de quelques organes et les *congestions* d'autres organes, congestions complémentaires en quelque sorte. Les congestions céphaliques, cardiaques, pulmonaires, qui viennent si souvent compliquer les stases hémorrhoïdaires, l'établissement difficile de la menstruation, et sa cessation, en sont les exemples les plus frappants. J'ai, à cette occasion, établi sur des faits thérapeutiques la relation de cause à effet entre ces troubles différents de la circulation, montrant que l'application des courants d'induction dirigée contre les stases abdominales avait raison de phénomènes congestifs ayant leur siége à la partie supérieure du corps, aussi promptement qu'une abondante saignée.

Les considérations qui précèdent étaient les prémisses nécessaires de conclusions thérapeutiques par lesquelles je rentre dans mon sujet :

En présence d'un cas d'hystéropathie, on a à remplir des indications de divers ordres :

Contre la lésion utérine,

Contre les troubles généraux de la circulation,

Contre les affections du centre nerveux coïncidentes ou consécutives.

J'ai rangé là ces indications d'après l'ordre d'importance que je leur attribue.

En effet, s'en prendre aux accidents nerveux, c'est essayer la médecine du symptôme dans une foule de cas où l'on peut s'en prendre à la cause principale. On sait d'ailleurs ce que vaut, dans les affections nerveuses chroniques, la thérapeutique du symptôme.

Agir sur les phénomènes généraux de la circulation est déjà plus efficace : l'hydrothérapie et le régime employés seuls comptent, dans les affections qui nous occupent ici, des succès qu'on demanderait vainement à l'emploi exclusif d'un médicament.

Mais c'est sur l'utérus que je préfère agir. Indépendamment des indications que comporte son état anatomique, le traitement que j'oppose à ses engorgements et à ses déviations a pour effet de régulariser la circulation locale et la menstruation. Or, c'est là une condition de la dernière importance, ainsi que l'établissent les succès obtenus dans la chlorose par la sollicitation des évacuations menstruelles. Le fait seul de provoquer dans l'utérus des hyperémies passagères, guérit la chlorose plus rapidement que les préparations martiales, dans les cas même où celles-ci sont le plus formellement indiquées.

CHAPITRE III

THÉRAPEUTIQUE

—

I. — Traitement local des engorgements, déviations et flexions de l'utérus.

L'examen des divers moyens curatifs qu'on a tenté d'opposer aux lésions qui nous occupent ici ou aux accidents par lesquels elles se manifestent, examen qui trouvera place plus loin, montrera que l'histoire de cette partie de la thérapeutique n'offre qu'un médiocre intérêt pratique. On ne trouvera donc pas mauvais qu'ayant à passer en revue les procédés de traitement qui ont précédé ceux dont je propose l'emploi, je me borne provisoirement à l'examen de ceux de ces procédés dont l'efficacité n'est pas complétement illusoire.

La seule pratique qui, jusqu'ici, ait donné des résultats avantageux dans le traitement des *engorgements utérins* est l'*hydrothérapie :* douches périnéales, douches utérines, quelquefois douches rectales, combinées avec la douche en pluie; cette dernière étant appelée à remplir des indications générales, que, quelque désir que l'on ait de localiser le traitement, il est difficile de négliger.

Quant aux *déviations* et aux *flexions*, il a été possible d'en modifier quelques-unes par le *redressement mécanique,* qui, introduit dans la thérapeutique par Kiwish, et amendé par Simpson, a été à peu près abandonné le jour où une enquête académique en a établi les dangers.

Indépendamment des chances d'accidents graves et de mort auxquelles expose ce procédé, je verrais une raison d'y renoncer dans son insuffisance vis-à-vis des indications qui dominent la situation. J'ai insisté, dans un chapitre précédent, sur l'importance de l'engorgement utérin, complication à peu près constante des versions et des flexions chez les femmes adultes, c'est-à-dire chez les femmes qu'on est appelé à soigner; j'ai rappelé, à ce propos, l'innocuité relative des déviations non compliquées d'engorgement, et l'infirmité déterminée par les engorgements un peu notables, alors même qu'ils ne sont compliqués d'aucune déviation. Or, loin de remédier aux engorgements, le traitement des déviations par les redresseurs intra-utérins tend plutôt à les augmenter. Ce défaut, que ne peuvent pallier ni les précautions ni la surveillance, me paraît devoir faire proscrire absolument l'usage des redresseurs (1).

Je devais citer ici les redresseurs utérins, parce que leur usage, s'il n'est pas inoffensif, atteint du moins le but partiel qu'il se propose, et qu'aucun moyen n'a permis jusqu'ici de satisfaire à l'indication qu'ils remplissent. Les raisons qui en commandent l'abandon suffisent toutefois à me dispenser d'entrer dans les détails de leur construction et de leur application. Le lecteur que cette question pourrait intéresser la trouvera parfaitement traitée dans le livre de Scanzoni.

Passons à l'*abaissement* aux divers degrés (2).

Contre les prolapsus considérables, les moyens mécaniques ne peuvent rien en raison des transformations qu'une longue procidence amène dans le volume, la forme, le poids et les rapports de l'utérus.

A tous les degrés, les pessaires doivent être proscrits. Outre qu'ils manquent de point d'appui suffisant, ils aggravent une des conditions auxquelles il importerait le plus de remédier : la dilatation du vagin.

Restent les hystérophores, qui peuvent rendre de grands services quand l'abaissement est modéré, ou quand la chute étant plus considérable, elle a pu être réduite. Je ne m'arrêterai pas à les décrire tous (3); un seul me paraît remplir convenablement, sans entraîner d'inconvénients, l'indication de maintenir l'utérus relevé : c'est celui de Grandcollot (4).

(1) Abandonné comme moyen de traitement des déviations, l'usage des redresseurs intra-utérins a été repris comme remède contre la stérilité, et a, ici encore, ainsi que cela pouvait se prévoir, donné de rares succès et causé des accidents graves.

Les causes mécaniques de stérilité sont multiples; et, bien qu'il en aggrave quelques-unes en congestionnant l'utérus, le traitement par les redresseurs, nécessitant la dilatation du col, peut sans doute favoriser quelquefois la fécondation. Mais c'est là un fait presque accidentel, et il ne saurait légitimer des prétentions qu'on pourrait aussi bien élever, et qu'on élève en effet, en faveur des applications de sachets de graine de lin. La cautérisation du museau de tanche avec le crayon de nitrate d'argent a donné des succès de ce genre; personne n'a songé à la donner pour cela comme un remède contre la stérilité.

(2) Une bonne histoire de cette lésion a été donnée par Le Gendre (*de la Chute de l'utérus*, Paris, 1860). Je n'ai pas cru devoir, dans un travail d'où je devais m'appliquer à écarter tout ce qui n'est pas d'un intérêt pratique, mettre à contribution ce mémoire dans lequel la partie descriptive est traitée avec un grand soin.

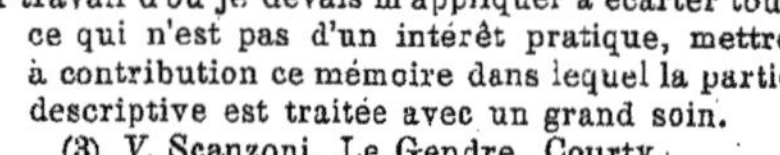

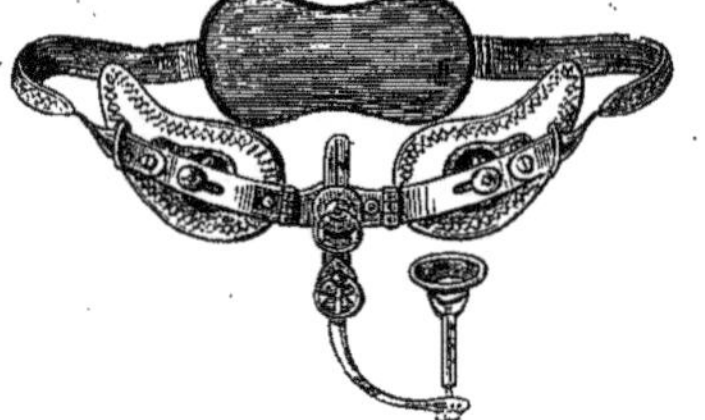

(3) *V.* Scanzoni, Le Gendre, Courty.

(4) L'hystérophore de Grandcollot consiste essentiellement en un anneau formant cuvette, destiné à embrasser le col, et porté par une tige à pompe. L'extrémité inférieure de la tige se relie, par un levier courbe, à la partie antérieure d'une ceinture hypogastrique.

La cuvette s'articule avec la tige intra-vaginale au moyen d'un demi-anneau concentrique qui lui permet de se renverser et d'exécuter une révolution complète autour de son axe de suspension. On peut ainsi l'introduire en la présentant à la vulve par sa tranche. A l'aide

Quant aux opérations chirurgicales, infibulation (Schieffer), épisioraphie (Fricke), épisioraphie et périnéoraphie (Backer Brown, Oldham, Gedding, Savage, Breslau, Hilton), rétrécissement du vagin par cautérisation (Laugier), excision de la muqueuse vaginale (Mayer), élytroraphie (Marshall Hall), pincement et gangrène d'une paroi vaginale (Desgranges), amputation du col (Huguier), bien qu'aucune n'aille jusqu'à viser la guérison de la lésion utérine, toutes comptent plus d'insuccès que de succès. On verra plus loin qu'il ne faut pas renoncer à les rendre inutiles, et que de notables améliorations doivent être cherchées dans la réduction du volume de la tumeur et le raffermissement des ligaments et des parois vaginales.

J'arrive à la méthode qui m'est propre, méthode qui guérit toujours l'engorgement, souvent les déviations et les flexions, rend celles-ci inoffensives quand elle ne les corrige pas, et permet enfin d'atténuer considérablement les incommodités qui résultent du prolapsus utérin.

Dans les organes musculeux, le travail de la désassimilation nutritive ne se fait guère que pendant et par la contraction. A défaut de celle-ci, le blastème qui était destiné à nourrir le muscle s'organise en tissu conjonctif qui se substitue au tissu contractile, ou s'ajoute simplement à lui, mais en le disséminant dans une gangue plus considérable, et gênant ainsi de plus en plus l'accomplissement de ses fonctions. Provoquer des contractions dans un muscle est donc un moyen d'y activer la nutrition languissante, et d'en prévenir ou même d'en faire cesser l'engorgement.

Telles sont les considérations qui m'ont conduit à opposer la sollicitation de la contractilité par les courants d'induction aux lésions des organes splanchniques caractérisées par une hypertrophie du tissu conjonctif entraînant l'atrophie ou l'impuissance fonctionnelle du tissu musculaire, à l'engorgement utérin notamment (1).

Ayant dans la faradisation un moyen commode de provoquer des contractions utérines, j'ai dû songer à localiser celles-ci dans une

d'une tête moletée, la cuvette peut être élevée ou abaissée sans qu'on ait à en modifier l'inclinaison. L'encliquetage qui fixe sa tige au levier courbe par lequel elle se relie à la ceinture, permet enfin à la cuvette de tourner sur son axe en décrivant une révolution horizontale complète.

Quant à la ceinture, elle est formée par deux pelotes hypogastriques à air comprimé, à inclinaison facultative, se rattachant en arrière à un coussinet lombaire, et reliées entre elles par une armature à double brisure, sur la partie moyenne de laquelle vient s'insérer à crémaillère le levier qui porte l'hystérophore.

(1) V. *Hyperplasies conjonctives des organes contractiles. De l'emploi de la faradisation dans le traitement des engorgements et déviations de l'utérus et de l'hypertrophie prostatique.* (Comptes-rendus de l'Acad. des sciences, et Clinique Européenne, août 1859.)

des faces de l'organe afin d'utiliser les contractions isolées de cette face pour le redressement de l'utérus dévié en sens opposé. Ainsi se trouvent remplies les indications orthopédiques en même temps que sont réalisées les conditions d'une nutrition plus active.

Lorsque les déviations sont compliquées de flexions, les indications orthopédiques restent les mêmes, ainsi que celles que comporte l'engorgement. Que les altérations de structure du parenchyme utérin spéciales aux flexions soient primitives ou consécutives, la guérison des flexions n'est possible qu'à la condition de leur cessation, pour laquelle ne peuvent évidemment rien les moyens recommandés jusqu'à présent.

Quelque soin que l'on prenne de localiser exactement l'excitation électrique, il est impossible d'agir sur des parties aussi conductrices qu'est la masse des organes contenus dans la cavité abdominale, sans intéresser des tissus autres que ceux que l'on avait en vue. Mais la solidarité physiologique des tissus qui concourent à la formation d'un même appareil, et la solidarité pathologique des organes qui, situés dans une même région, sont soumis aux mêmes influences générales, font que la dispersion inévitable des courants est, dans ce cas, plutôt favorable que défavorable. On verra, par les observations réunies dans le chapitre suivant, dans quelle mesure l'action exercée sur la circulation et sur l'innervation est venue en aide à la médication locale.

Appareil instrumental. — La nécessité d'obtenir une succession rapide de courants d'induction aisément graduables commande, pour la faradisation de l'utérus, le choix d'un appareil à moteur voltaïque. Or, un défaut commun à tous les appareils ordinairement employés en France est l'absence d'une graduation commode au-dessous d'un minimum normal qui, insuffisant au milieu ou vers la fin d'une séance, est presque toujours trop énergique au début d'une opération un peu délicate. Pour éviter cet inconvénient, je fais usage d'un circuit mobile dans lequel l'intensité des courants induits varie selon qu'on le rapproche plus ou moins du circuit inducteur. Après avoir employé une des bobines mobiles de mon appareil (1), je me suis arrêté à l'appareil à chariot de Siemens et Halske (2), en lui faisant toutefois subir quelques modifications commandées par certaines exigences de la pratique médicale.

Le circuit induit remplissant seul cette première condition de donner facilement et sans transitions brusques toutes les intensités de

(1) *V.* Comptes-rendus de l'Acad. des sciences, 1860.
(2) *V.* Manuel d'Electrothérapie, 1861.

courant comprises entre zéro et le maximum de l'appareil, je renonce à employer le circuit inducteur. Actuellement, il n'y a pas lieu de prononcer s'il est à cela quelque inconvénient. En effet, bien que le circuit inducteur donne une succession de courants de même sens, et le circuit induit des courants alternativement renversés, on n'a pu encore, au point de vue des réactions qu'ils provoquent, faire entre leurs effets sur l'organisme aucune distinction autre que celle en rapport avec leur différence de tension.

En sacrifiant le circuit inducteur, il est donc permis d'admettre que l'on se prive seulement des courants de tension faible. Or, c'est une lacune facile à combler. Pour cela, j'ai fait faire plusieurs circuits induits avec des fils de grosseurs différentes. Ces circuits peuvent se substituer les uns aux autres, et donner à volonté des courants induits de tensions diverses.

Rappelons enfin que :

1° Les courants induits déterminés dans un circuit formé par une source inductrice invariable ont d'autant plus d'intensité ou de quantité, et d'autant moins de tension, que le fil du circuit induit est plus gros, c'est-à-dire moins résistant.

2° La réaction présentée par les tissus contractiles interposés dans le circuit est, pour une même rapidité de l'état variable des courants, d'autant plus considérable que ces courants ont plus d'intensité ou de quantité, et cela, aussi bien lorsqu'on agit sur les tissus contractiles appartenant aux appareils de la vie de relation que sur ceux appartenant aux appareils de la vie végétative.

3° Les influences qui règlent les réactions présentées par les nerfs de la sensibilité générale ne sont plus les mêmes lorsqu'on fait agir les courants sur les organes splanchniques que lorsqu'on les fait agir sur les organes de la vie animale. En effet, tandis que la sensibilité cérébro-spinale, affectée d'autant plus qu'on augmente à la fois la quantité et la tension, l'est pourtant davantage par l'augmentation de la tension que par l'augmentation de la quantité, le contraire a lieu pour la sensibilité ganglionnaire.

4° Dans les faradisations pratiquées en vue de réveiller la contractilité affaiblie, on se trouve conduit, lorsque la sensibilité est demeurée intacte, à se guider sur les réactions de cette dernière propriété pour disposer de la manière la plus convenable de la quantité et de la tension des courants à employer.

Si nous cherchons maintenant à tirer de ces données la règle qui doit guider dans le cas particulier de la faradisation de l'utérus, nous voyons qu'il y a lieu de faire varier les bobines employées en raison des variétés que peuvent présenter les susceptibilités individuelles, et des procédés adoptés.

Voulant provoquer des contractions, on doit tendre, d'une manière générale, à employer les bobines à gros fil. Cependant, il est bon nombre de cas dans lesquels on ne devra y arriver que progressivement, après avoir tâté la susceptibilité du sujet avec des bobines à fil fin. Quand on applique les procédés qui agissent à la fois sur la sensibilité cérébro-spinale et sur la sensibilité ganglionnaire, on recherchera, avec des courants de tension moyenne, quelle est, dans chaque cas particulier, celle des deux sensibilités qui réclame le plus de ménagements; et on partira de cette épreuve pour choisir celle des bobines qu'il faudra définitivement adopter.

Enfin, les indications spéciales fournies par les anomalies de la sensibilité peuvent se résumer dans la recommandation suivante : dans les cas d'analgésie, donner la préférence aux courants qui agiraient le plus vivement sur la sensibilité de l'organe analgésique si celui-ci se trouvait dans les conditions physiologiques normales.

Ce qui vient d'être dit des indications générales fournies par le mode de sensibilité des parties sur lesquelles on opère, m'amène à la question de l'orientation à donner aux courants.

Bien que les courants induits des appareils volta-faradiques soient de directions alternativement contraires, l'orientation n'est pas indifférente. En effet, des deux courants successifs, il en est un, le courant induit de rupture, qui provoque des réactions plus vives de la contractilité et de la sensibilité. Dans les applications médicales, on envisage les courants successifs comme s'ils étaient tous de même sens que le courant induit de rupture; et ce dernier donne les noms de ses pôles aux extrémités polaires du circuit employé.

Cela posé, on constate que deux excitateurs identiques étant appliqués sur des parties exactement comparables au point de vue de la sensibilité, la douleur perçue est plus vive au niveau de l'excitateur en rapport avec le rhéophore négatif. Il résulte de là que, lorsqu'on agit sur des parties inégalement sensibles, il est bon de mettre l'excitateur négatif en rapport avec la partie la moins sensible, ici, avec le col de l'utérus. Normalement, en effet, le col de l'utérus est à peine sensible; le rectum l'est beaucoup plus; la vessie et l'urèthre plus encore. Mais ces indications générales sont quelquefois en défaut, et il peut se faire qu'une analgésie vienne rendre opportun le renversement du courant essayé d'abord. Les anomalies de la sensibilité de la vessie et du rectum ne sont pas rares dans les états nerveux qualifiés hypochondriaques et hystériques. En pareil cas, on n'attendra pas que ces parties soient aussi peu sensibles que l'utérus pour leur appliquer l'excitateur *négatif*.

Je m'arrêterai peu sur les excitateurs qu'il convient d'employer, et qu'on trouve représentés figures 2 et 3. L'excitateur *rectal* (3, fig. 2) consiste en une olive portée sur une sonde métallique isolée dont la courbure reproduit à peu près celle de la concavité du sacrum. Autrefois, j'avais fait faire l'olive en corne ou en ivoire, ne laissant, à sa surface, de partie métallique que celle qui devait être en rapport avec la face postérieure de l'utérus. La précaution de tailler la masse de l'olive dans une substance isolante avait pour but d'empêcher sa moitié postérieure d'agir inutilement sur la paroi de l'intestin ou sur les nerfs qui émergent des trous sacrés. J'y ai renoncé depuis, et suis revenu à l'olive métallique qui, maintenue appuyée sur la face postérieure de l'utérus, n'agit pas sur les nerfs sacrés lorsque l'intestin est vide. Lorsque, au contraire, l'intestin renferme des matières fécales, celles-ci conduisent les courants aux nerfs des membres inférieurs, alors même qu'on emploie l'olive non conductrice. J'engage donc les malades à prendre un lavement avant les séances dans lesquelles il faudra agir par le rectum. Une cuillerée d'huile émulsionnée devra être ajoutée au lavement, sans quoi l'intestin présenterait une sensibilité trop vive que je ne crois pouvoir attribuer qu'à une desquamation épithéliale produite par le lavage à l'eau simple.

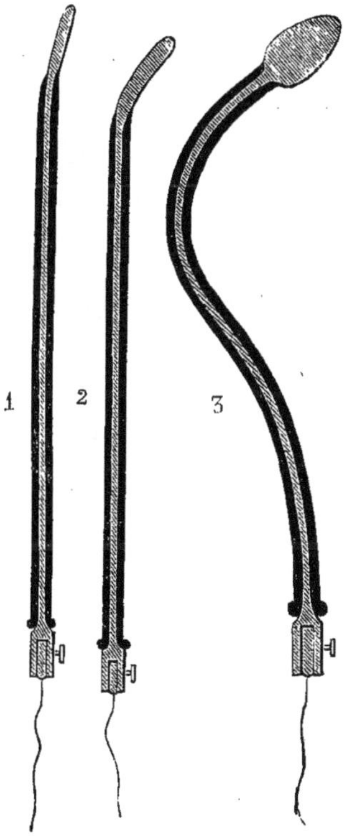

1 2 3

Excitateurs viscéraux de l'auteur.

Fig. 2. Excitateurs simples. — 1. Excitateur utérin. — 2. Excitateur vésical. — 3. Excitateur rectal.

L'excitateur *vésical* (2, fig. 2) est une forte sonde de femme, recouverte d'un enduit isolant jusqu'à 2 centimètres 1/2 environ de son extrémité. On donne une légère courbure à la partie métallique qui doit appuyer sur la partie postéro-inférieure de la vessie.

L'excitateur *utérin* (1, fig. 2) consiste en une sonde plus grêle isolée de même. Il est bon d'en avoir deux, l'un droit, l'autre légèrement courbé vers son extrémité. Le premier est d'une introduction plus facile dans les cas de rétroversion; le second, dans les cas d'antéversion.

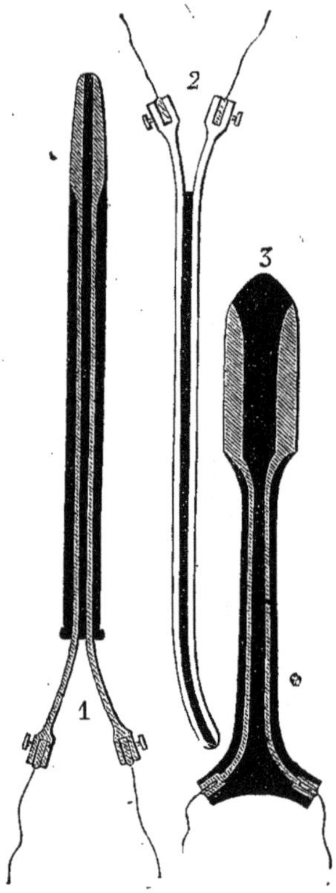

A ces excitateurs, il faut joindre des boutons recouverts de peau mouillée destinés à fermer le circuit sur les parois abdominales dans les cas où il n'est pas indiqué d'introduire dans les cavités muqueuses plus d'un excitateur viscéral. Depuis longtemps, j'ai renoncé aux boutons métalliques, et n'emploie plus que des boutons tournés dans le charbon compacte des cornues à gaz. On évite, par leur usage, les pertes de conductibilité en rapport avec l'altération des surfaces métalliques; de plus, la peau qui les recouvre se mouille plus vite, plus complétement, et se conserve mieux. La peau de daim sans apprêt doit être préférée à celle qui a servi à la confection des gants.

Excitateurs viscéraux de l'auteur.
Fig. 3. Excitateurs doubles. — 1. Excitateur utérin. — 2. Excitateur uréthral. — 3. Excitateur rectal.

Certaines complications, parmi lesquelles je ne ferai qu'indiquer la paralysie du rectum, les algies uréthrales, le relâchement de l'utérus sans déplacement avec dilatation de l'orifice cervical interne, peuvent rendre opportune la faradisation isolée d'une cavité. La figure 3 représente les excitateurs dont je fais usage dans ces circonstances. On n'y a pas représenté un modèle d'excitateur rectal dans lequel les surfaces métalliques sont constituées par une olive terminale et par un large anneau embrassant plus bas la tige isolante; ce modèle m'a été utile dans des cas d'algies du rectum avec paralysie du sphincter anal.

Dans l'*engorgement* simple, le but que je me propose est de provoquer des contractions de la totalité de l'utérus. Plusieurs procédés permettent d'y arriver.

Faradisation abdomino-utérine. — La malade étant couchée comme pour l'examen au spéculum, l'excitateur utérin est engagé dans le col, ou même, lorsque l'orifice cervical interne est suffisamment libre, poussé jusqu'au fond de l'utérus. Pour mettre en place l'excitateur utérin, le spéculum est quelquefois nécessaire; mais, presque toujours, on pourra l'engager en lui faisant longer la face antérieure de l'index gauche pratiquant le toucher. On attache ensuite à cet excitateur le rhéophore négatif.

Après quoi la borne positive de l'appareil est mise en rapport, par un rhéophore bifurqué armé de deux boutons mouillés, avec la paroi abdominale. Les boutons sont appliqués avec pression au-dessus du pubis, des deux côtés des muscles droits.

On met alors en marche l'appareil au minimum; puis on augmente progressivement en se guidant sur les sensations accusées par le sujet.

Faradisation sacro-utérine. — La malade étant disposée comme ci-dessus, une plaque métallique recouverte de peau mouillée, en communication avec le rhéophore positif, est glissée sous l'articulation sacro-vertébrale. Le rhéophore négatif aboutit à un excitateur utérin.

Ce procédé, employé avec succès par M. A. Couriard, de Saint-Pétersbourg, dans des cas d'antéversion et d'antéflexion, m'a paru, dans ces circonstances, inférieur à la faradisation recto-utérine; mais il mérite d'être conservé pour les cas d'engorgement simple. C'est à lui que j'ai recours, en obstétrique, pour arrêter les hémorrhagies et pour les prévenir en favorisant le retrait de l'utérus.

Faradisation recto-vésico-utérine. — La malade étant disposée comme pour l'examen au spéculum, le siége débordant un peu le fauteuil, on engage dans le canal cervical l'excitateur utérin.

On met ensuite en place l'excitateur rectal (fig. 4). Sa concavité regardant en bas, on fait franchir à l'olive le sphincter anal, la poussant ensuite en avant, en bas et un peu à gauche. Lorsque l'olive est arrivée au fond de la concavité du sacrum, on tourne la sonde, de manière à faire regarder en haut la concavité de sa courbure, et amener ainsi l'olive en face de la paroi postérieure de l'utérus. Le mouvement de rotation ne s'effectue pas toujours sans rencontrer des résistances qu'on surmontera, tantôt doucement tantôt brusquement, suivant l'impression qu'elles donneront à la main qui gouverne la sonde. Il semble que ce soit à gauche que la rotation doive être le plus facile ; mais la disposition des cloisons intestinales est souvent telle qu'elle est plus aisée à droite. Le sens du mouvement le plus avantageux étant constaté, sera toujours le même chez un même sujet. Durant toute cette manœuvre, l'extrémité de l'excitateur que tient la main droite doit être maintenue aussi élevée que possible; ce n'est que lorsque la courbure de l'instrument aura été amenée au parallélisme avec celle du sacrum, qu'on abaissera la main, poussant légèrement, de façon à faire remonter l'olive en glissant contre la paroi utérine

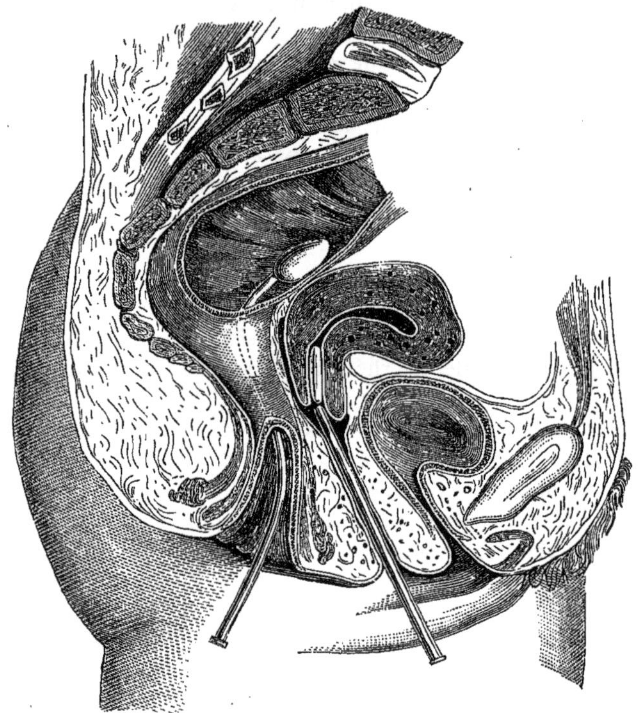

Fig. 4. — Faradisation recto-utérine, pratiquée sur un utérus antéfléchi.

Ce n'est toutefois que lorsque la faradisation sera commencée, qu'on accentuera ce dernier mouvement, de manière à lui donner toute la portée qu'il doit avoir pour assurer un contact efficace.

L'introduction de l'excitateur vésical se fait comme celle d'une sonde ordinaire. Au moment d'opérer, mais à ce moment seulement, on en relèvera l'extrémité libre, afin d'appuyer par l'autre sur la face antérieure de l'utérus (fig. 5).

On voit que l'application de ce procédé exige le concours d'un aide, puisque voilà déjà deux mains occupées, la même pouvant bien maintenir en place l'excitateur utérin et l'un des deux autres, mais non gouverner à la fois l'excitateur vésical et l'excitateur rectal.

L'excitateur utérin sera mis ensuite en communication, par un rhéophore simple, avec la borne négative, tandis qu'un rhéophore bifurqué, tenant d'une part à la borne positive, s'attachera par ses deux autres chefs aux excitateurs rectal et vésical.

De tous les procédés de faradisation de l'utérus, c'est celui-ci qui donne le plus facilement des contractions énergiques. Il a toutefois l'inconvénient d'être d'une manœuvre relativement compliquée.

Faradisation vésico-rectale. — Ce procédé ne diffère du précédent que par la suppression de l'excitateur utérin. La même main ne pouvant maintenir à la fois l'excitateur vésical et l'excitateur rectal, le concours d'un aide est encore nécessaire.

Introduction de l'excitateur rectal, puis de l'excitateur vésical, en observant les précautions notées ci-dessus. L'utérus se trouve ainsi compris entre les deux excitateurs, appuyés, l'un, sur sa face postérieure, l'autre, sur sa face antérieure.

Mise en communication de l'excitateur rectal avec le rhéophore négatif, de l'excitateur vésical avec le rhéophore positif.

Faradisation lombo-sus-pubienne. — Une plaque métallique séparée de la peau par une rondelle d'agaric humide, ou un large bouton recouvert de peau mouillée, est appliqué sur la région lombo-sacrée. Un bouton également recouvert de peau mouillée est maintenu appuyé au-dessus du pubis.

L'excitateur lombaire donne attache au rhéophore positif; l'excitateur sus-pubien, au négatif.

L'opération se fait dans la position assise.

La faradisation lombo-sus-pubienne et la faradisation vésico-rectale peuvent être pratiquées chez les vierges.

Faradisation cervico-utérine. — Dans certains cas de prolapsus, où l'engorgement du col est hors de proportion avec celui du corps, et dans d'autres où le relâchement de l'orifice interne du col est très-marqué, je fais aboutir les deux rhéophores à l'utérus, tantôt au moyen de l'excitateur utérin double (1, fig. 3), tantôt au moyen d'un excitateur annulaire qui embrasse le museau de tanche, et dans la tige creuse duquel glisse un excitateur utérin.

Ce procédé offre l'inconvénient de donner à la malade des sensations fort inégales. Les deux excitateurs étant très-voisins l'un de l'autre, dans un milieu baigné par des liquides, les courants sont facilement et inégalement dérivés; de là des variations d'intensité d'autant plus marquées qu'en raison même de l'existence des dérivations, il est toujours nécessaire d'employer des courants énergiques.

Malgré ce défaut, la faradisation cervico-utérine répond à des indications formelles, rend quelquefois de grands services, et mérite d'être conservée.

Dans les *antéversions* et *antéflexions*, les courants doivent être, autant que possible, localisés dans la face postérieure de l'utérus, pour en opérer le raccourcissement. Ils produisent ainsi un redressement mécanique de l'organe, qui, bien que passager, ne disparaît pas complétement, et laisse une amélioration persistante. Celle-ci, s'accentuant de plus en plus après chaque séance, finit par conduire à la guérison, lorsque des complications dont il sera question plus loin n'y mettent pas obstacle.

Les procédés suivants permettent d'agir sur la face postérieure de l'utérus.

Faradisation recto-utérine (fig. 4). — La malade étant couchée comme pour l'examen au spéculum, le siége débordant un peu le fauteuil, on engage l'excitateur utérin courbe, puis l'excitateur rectal.

L'excitateur utérin est mis en communication avec la borne négative, l'excitateur rectal avec la positive.

Pendant la séance, on fait doucement basculer l'excitateur rectal, de façon à appuyer de plus en plus sur la face postérieure de l'utérus.

Il est bon qu'en même temps une main comprime légèrement de haut en bas la région hypogastrique. La malade peut être chargée de ce soin.

Faradisation abdomino-rectale. — La faradisation recto-utérine étant impossible ou très-difficile chez les vierges, j'ai dû recourir, chez elles, à un autre procédé beaucoup moins efficace.

L'excitateur rectal étant en communication avec la borne négative de l'appareil, on remplace l'excitateur utérin par deux boutons recouverts de peau mouillée, appliqués chacun sur une des régions iliaques, et mis tous deux en communication, par un rhéophore bifurqué, avec la borne positive.

Dans la *rétroversion* et la *rétroflexion*, c'est sur la face antérieure de l'utérus qu'il faut agir.

Faradisation vésico-utérine (fig. 5). — La malade étant couchée comme pour l'examen au spéculum, on engage l'excitateur utérin droit, négatif, puis l'excitateur vésical, positif.

Autrefois, avant de pratiquer la faradisation, j'introduisais dans le rectum le pessaire à air de Favrot, destiné à amener, pendant l'opé-

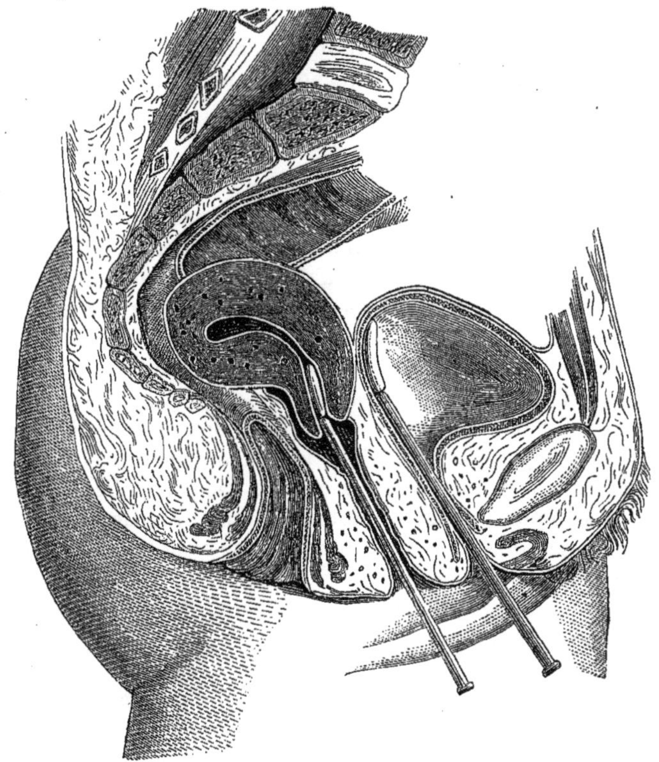

Fig. 5. — Faradisation vésico-utérine, pratiquée sur un utérus rétrofléchi.

ration, l'utérus dans une position plus favorable, et à rendre sa face antérieure plus aisément accessible. Mais j'ai pu me convaincre depuis que cette précaution n'est pas nécessaire; elle crée de grands embarras, soulève des répugnances; j'y ai tout à fait renoncé.

Faradisation vésico-abdominale. — S'il existait une contre-indication absolue à l'emploi de l'excitateur utérin, si, par exemple, l'hymen était intact, on pourrait essayer d'agir sur la paroi antérieure de l'utérus au moyen de l'excitateur vésical, positif, le circuit étant fermé sur les régions iliaques par deux boutons négatifs.

Ce procédé est très-inférieur au précédent. Les cas dans lesquels on serait obligé de s'en contenter sont heureusement fort rares.

Dans les cas où les déviations en avant ou en arrière se compliquent de déviations latérales, on appuie les excitateurs rectal ou vésical, non plus sur la partie moyenne de la face postérieure ou antérieure de l'utérus, mais vers le bord gauche, s'il existe une latéro version droite, ou réciproquement.

Jamais la faradisation employée seule ne saurait procurer la guérison dans les cas d'*abaissement* marqué ou de *chute* de l'utérus. Cependant, des épreuves qui remontent déjà loin m'ont démontré qu'elle peut constituer un moyen de traitement adjuvant d'une sérieuse efficacité. Les indications, plus ou moins difficiles à remplir, ont déjà été formulées plus haut : diminuer le poids de l'utérus, — rendre quelque tonicité à ses attaches, — faire recouvrer leur tonicité perdue aux faisceaux musculaires du vagin.

Pour remplir la première de ces indications, on choisira, parmi les procédés exposés à l'occasion de l'engorgement, celui qui paraîtra devoir le mieux convenir à chaque cas particulier.

Si nous sommes moins en mesure de remplir utilement les deux autres, elles ne nous trouvent cependant pas complétement désarmés lorsque la tumeur est ou est devenue réductible. Les deux procédés qui suivent permettent d'agir favorablement, l'un sur les ligaments ronds, l'autre, sur les parois du vagin.

Faradisation bi-inguino-utérine. — L'excitateur utérin, négatif, étant mis en place et engagé aussi profondément que possible, on applique deux boutons mouillés, positifs, des deux côtés du pubis, sur l'épanouissement cutané des ligaments ronds, à leur sortie du canal inguinal.

Faradisation bi-inguino-vaginale. — Les deux boutons positifs étant appliqués au niveau des orifices cutanés du canal inguinal, le rhéophore négatif s'attache à un spéculum plein engagé dans le vagin.

Les douleurs causées par la faradisation de l'utérus sont de deux espèces. Au début des séances, les patientes éprouvent une sensation de picotement qui traduit l'influence exercée sur la sensibilité générale. Plus tard, au bout d'un temps qui varie avec le degré d'inertie de l'organe, apparaissent les douleurs en rapport avec les contractions, douleurs essentiellement différentes des premières qu'elles masquent en partie ou même complétement, suivant leur énergie.

Les femmes qui ont eu des enfants les comparent ordinairement d'elles-mêmes aux premières douleurs de l'accouchement; rarement, aux secousses communiquées à l'utérus par les mouvements du fœtus pendant la gestation. Cette dernière appréciation doit se rattacher, soit à une dérivation passagère sur la paroi abdominale, soit à quelque autre phénomène accidentel, non aux contractions de la matrice. Les nullipares ne savent à quoi comparer ces douleurs qui ne leur rappellent pas exactement les coliques utérines dont elles souffrent à l'approche et au déclin des règles.

Les douleurs de la contraction utérine sont de celles auxquelles on ne garde pas rancune. Outre qu'elles cessent immédiatement après la séance, pour faire place à un sentiment de mieux être, de légèreté plus grande, elles ne laissent aucune appréhension de la séance suivante.

Il arrive quelquefois, surtout au début d'un traitement, qu'après la séance, la journée ayant été parfaitement calme, il survient dans le courant de la nuit quelques petites douleurs rappelant celles de la contraction, mais beaucoup plus faibles. Je les considère comme un résultat éloigné de la séance dont l'effet se prolongerait d'une manière insensible jusqu'au moment où, sous l'influence du sommeil, l'accroissement d'intensité des phénomènes réflexes amènerait des contractions appréciables.

Quoique le diagnostic *métrite*, qu'on porte généralement avec trop de légèreté, m'ait rarement arrêté, je n'ai jamais observé de douleurs consécutives qui pussent être attribuées à la faradisation, ni jamais rien qui ressemblât à un processus inflammatoire.

Lorsque j'instituai cette méthode de traitement, je faisais durer les séances dix minutes. Depuis, je les ai réduites à cinq, et même à trois. Il faut arriver à obtenir des contractions, mais ne pas aller jusqu'à fatiguer l'organe. Dans chaque cas particulier, les sensations de la malade indiquent où l'on en est à un moment donné.

Les contractions ne se montrent jamais dès le début de la faradisation. Jusqu'à ce qu'elles apparaissent, il faut augmenter l'intensité du courant doucement, mais d'une manière presque continue. Les contractions une fois arrivées, on n'augmentera plus l'intensité du courant que de loin en loin, leur conservant leur énergie sans chercher à l'accroître notablement.

Dans les cas d'engorgements anciens et considérables, les contractions sont plus difficiles à obtenir ; je les ai quelquefois, à la première séance, attendues cinq minutes et plus ; aux séances suivantes, elles viennent plus tôt : en moyenne au bout d'une minute. On les soutient alors pendant deux minutes environ.

A quelle époque du mois le traitement est-il le plus efficace? — Je préfère commencer la série des électrisations de chaque mois vers le cinquième ou sixième jour après la cessation de l'écoulement menstruel, ne commençant plus tôt que lorsqu'il y a urgence ; et je les continue jusqu'à l'époque suivante.

En général, l'utérus m'a paru un peu inerte, à l'approche des règles, et plus sensible, sans pour cela se contracter aussi énergiquement, pendant les règles. Immédiatement après les règles, on trouve la contractilité tantôt moindre, tantôt plus grande ; la sensibilité, tantôt normale, tantôt plus vive, très-rarement diminuée.

On a donc, tous les mois, de quinze à vingt jours à consacrer au traitement électrique. Le premier mois, les séances seront, autant que possible, quotidiennes. Les mois suivants, les séances seront plus rares ; leur fréquence variera suivant des indications dont les plus générales seulement peuvent être formulées ici.

S'il s'agit d'une version sans flexion, je fais, le second mois, trois séances par semaine. Le troisième mois, deux séances par semaine ; et je m'en tiens là, à moins que des complications n'indiquent de prolonger le traitement.

Dans les cas de flexion, le traitement est plus long ; mais il n'est plus nécessaire que les séances soient aussi fréquentes. La réparation du tissu utérin au niveau du point fléchi est la condition à laquelle est subordonnée la guérison. Or, cette réparation ne saurait être prompte ; elle exige un temps d'autant plus long que la brisure est plus complète. Il est inutile, dans ce cas, de chercher à faire marcher le redressement beaucoup plus vite ; c'est pourquoi on devra se contenter de séances rares longtemps continuées.

On a dit souvent qu'une grossesse pouvait guérir une déviation. C'est là un de ces phénomènes qui, vraisemblables en théorie, ne se rencontrent guère dans la pratique. Cependant, comme la chose est possible, et que d'ailleurs l'utérus incomplétement revenu sur lui-même se présente dans des conditions favorables à celui qui veut influencer la forme de sa rétraction, je suis d'avis, après l'accouchement, de commencer la cure aussitôt que possible, c'est-à-dire de suite (1),

(1) Depuis dix ans, je n'ai pas fait un accouchement sans le terminer par une séance ou

Ayant eu l'occasion de faradiser l'utérus pendant un accès de fièvre intermittente, chez une femme pour qui d'ailleurs l'opération n'était pas nouvelle, j'ai trouvé la sensibilité générale très-exaltée, et n'ai pas insisté jusqu'à provoquer des contractions. Je considère la fièvre comme une contre-indication, et m'abstiendrais également dans le cas de fièvre symptomatique d'une phlogose quelconque.

Aux femmes qui m'arrivent avec des pessaires ou des ceintures hypogastriques, je les fais quitter immédiatement. Les hystérophores sont seuls exceptés de cette proscription. Si, après la première séance, l'absence du bandage constitue une privation, ce sentiment disparaît après trois ou quatre séances faites à 24 heures d'intervalle.

Préférant, pour le repos, la position horizontale à la station assise, je n'en fais cependant pas une condition du traitement. J'engage, au contraire, les malades à marcher aussitôt après la séance : le bénéfice général qu'elles retirent de l'exercice est une acquisition durable, tandis que la fatigue est passagère. Si celle-ci était poussée trop loin, les inconvénients qui en pourraient résulter disparaîtraient à la séance suivante.

Ce qui vient d'être dit de l'exercice en général est applicable à la fonction sexuelle.

Les complications les plus communes des déplacements et des déformations de l'utérus sont le catarrhe utérin et la dysménorrhée.

Le traitement électrique constitue le moyen le plus efficace à opposer à la dysménorrhée. Aucune indication nouvelle ne surgit donc de ce chef.

Le catarrhe utérin réclame, au contraire, un traitement parallèle sur lequel j'aurai tout à l'heure à m'arrêter. Une particularité doit cependant être signalée ici : l'augmentation de l'écoulement leucorrhéique ou muco-purulent après les premières séances. On se tromperait en voyant là une augmentation des sécrétions morbides ; le fait doit s'expliquer par la plus grande facilité de l'excrétion. L'utérus engorgé, plus ou moins inerte, se vide mal ; l'utérus fléchi, plus mal encore. Sous l'influence des contractions, il expulse son contenu, qui, pendant quelques jours, peut se renouveler de manière à faire croire

deux de faradisation sacro-sus-pubienne ou même sacro-utérine, afin d'écarter les chances d'hémorrhagie. Je me suis demandé si, en même temps, on ne diminuait pas ainsi les chances d'infection puerpérale en modifiant des conditions physiques qui peuvent la favoriser. De ce qu'aucun accident de ce genre ne m'est arrivé, je n'irai pas conclure à l'efficacité prophylactique du moyen ; mais c'est une question qu'il serait très-intéressant et très-facile de vider dans les cliniques obstétricales où le grand nombre des sujets donnerait à une expérimentation parallèle la valeur d'épreuves comparatives.

à une augmentation du catarrhe. Mais il n'en est rien, car, après quelques séances, lorsque l'organe est un peu revenu sur lui-même, l'écoulement diminue notablement, alors même qu'on n'a eu recours, pour le tarir, à aucun moyen spécial.

Le pronostic des déviations est rendu moins favorable par l'existence, très-commune, d'adhérences qui retiennent l'utérus dans une position vicieuse. Lorsque la persistance de la déviation après deux ou trois mois de traitement m'indique un obstacle de cette nature, je n'insiste pas, et me contente du soulagement obtenu, soulagement qui, aux yeux des malades, est l'équivalent d'une guérison.

L'engorgement disparu, la menstruation régularisée, les complications catarrhales écartées, l'état général redevenu satisfaisant, la déviation, reconnaissable seulement au toucher, cesse d'être incommode et ne réclame plus de traitement. Toutefois, comme elle représente une cause d'engorgement à ajouter aux autres, je recommandais autrefois aux malades laissées dans cet état de revenir, pendant quelque temps au moins, subir tous les mois une ou deux séances de faradisation. La plupart l'ont négligé, et je ne les revois que tous les ans, ou même tous les deux ou trois ans, ayant très-peu perdu, et venant, à l'occasion d'un peu de leucorrhée ou de pesanteur dans le bassin, réclamer une retouche qui est suffisante au bout de trois ou quatre séances.

II. — Moyens accessoires. Traitement des complications.

La plus commune des complications de l'*engorgement* utérin, et, par conséquent, des *déviations* et des *flexions*, est le *catarrhe*. A l'histoire du catarrhe doit se rattacher en partie celle des ulcérations non spécifiques du col (1).

En examinant ce qu'est sur ce point la pratique courante, on voit qu'elle est dominée par des usages qui ne constituent pas une thérapeutique. On n'oppose le plus souvent au catarrhe utérin que des injections vaginales, moyen évidemment dérisoire. Vidal, de Cassis, a bien proposé, sous le titre d'injections vaginales, des douches médicamenteuses dont il aurait retiré de bons résultats; mais son exemple n'a pas trouvé d'imitateurs.

Il est clair que le traitement local du catarrhe utérin doit être in-

(1) Il ne s'agit ici que de l'utérus à l'état de vacuité. L'état catarrhal de la grossesse et les ulcérations du col qui l'accompagnent souvent, ulcérations présentant quelquefois le caractère phagédénique au point d'en imposer au premier abord pour une affection cancéreuse, comportent d'autres indications et un autre pronostic.

tra-utérin. Mais cette vérité banale a eu tant de peine à s'imposer, que le procédé, déjà ancien, qui consiste à porter, au moyen d'injections, des topiques liquides sur la surface de la muqueuse utérine, a pu être donné tout récemment comme représentant une méthode nouvelle et faire certain bruit (1). Dès 1832, Mêlier avait présenté à l'Académie de médecine un mémoire sur ce sujet. Un travail plus complet, renfermant, indépendamment de faits cliniques relevés à l'hôpital de Lourcine, une série d'expériences sur le cadavre tendant à établir la non-perméabilité des trompes pour les injections peu abondantes et poussées sans trop de force, a été publié par Vidal, de Cassis, en 1840 (2). Vidal a donné la formule du liquide iodé dont il faisait usage. Tenant compte de la solubilité de l'iode dans l'iodure de potassium, l'auteur employait une solution aqueuse au lieu de la solution alcoolique qui a, bien à tort je crois, prévalu dans les habitudes chirurgicales. Il a insisté avec raison sur l'innocuité de ces injections convenablement faites; mais il me paraît avoir fait moindre qu'elle n'est la part de la douleur, en la considérant comme un fait exceptionnel. Faisant usage, pour mes injections, d'une solution qui ne diffère guère de la sienne que par une plus forte proportion d'iodure de potassium (3), je l'ai constamment rencontrée à des degrés divers.

Vidal dit encore avoir employé pour ces injections une solution étendue de nitrate d'argent et la liqueur de Van Swieten; mais il s'en tient à cette indication et ne rapporte pas les résultats qu'il en aurait obtenus. C'est là une omission d'autant plus regrettable qu'elle laisse à expérimenter la solution mercurielle dont l'usage pourrait bien n'être pas sans dangers.

Vers la même époque, Guillemin (4) employa le sulfate de zinc; plus tard, Strohl (5), le nitrate d'argent très-étendu, l'eau blanche, des solutions très-faibles d'iodure de fer et de sulfate de zinc; plus récemment, Aran (6) le perchlorure de fer étendu, la teinture d'iode, une solution légère de tannin, et Scanzoni (7), les sulfates de fer, de cuivre et de zinc; enfin, dans ces derniers temps, Gantillon (8) a eu recours à des solutions très-concentrées de nitrate d'argent et de perchlorure de fer. Il est regrettable que l'enquête sur les résultats

(1) V. Bulletin de l'Acad. de méd. de Paris. 1868.
(2) A. Vidal, de Cassis, Essai sur un traitement méthodique de quelques maladies de la matrice. Injections intra-vaginales et intra-utérines. Paris, 1840.
(3) Iode, 1 — Iodure de potassium, 5 — Eau, 1000.
(4) Gazette médicale. 1840
(5) Bulletin général de thérapeutique. 1848.
(6) Leçons cliniques sur les maladies de l'utérus et de ses annexes. 1858-60
(7) Traité de la métrite chronique. 1863.
(8) Du Catarrhe utérin. 1868.

de ces diverses tentatives soit encore à faire; car les injections intra-utérines ont été quelquefois suivies d'accidents dont le mécanisme reste à trouver (1). On sait que le chloroforme, qu'on emploie presque toujours sans compter, n'a jamais causé la mort que dans les cas où l'on avait trouvé moyen d'en mesurer la dépense et de la limiter à deux ou quatre grammes; pareille chose serait arrivée à l'occasion des injections intra-utérines : celles de décoction de feuilles de noyer ou de racine de guimauve auraient été particulièrement mal supportées. C'est là une pratique dont les effets doivent être observés de nouveau avec suite. Je n'ai, pour ma part, employé encore que l'eau iodée qui m'a donné de très-bons résultats, et qui, si elle provoque une douleur pouvant durer de 1/2 heure à plusieurs heures, reste néanmoins complétement inoffensive.

Les solutions très-étendues d'acide phénique, d'acide chromique, de polysulfure de potassium, me paraissent cependant devoir être essayées concurremment avec celles des sulfates métalliques qu'on a trop négligées.

Il est des cas où l'on pourra se bien trouver d'un lavage pratiqué à l'aide d'une sonde à double courant; mais cette manœuvre est rarement nécessaire, et l'on doit, loin de l'ériger en procédé général, tendre plutôt à en restreindre l'emploi. Le passage du liquide d'un œil de la sonde à l'autre n'est pas toujours facile; aussi faut-il éviter, comptant sur une évacuation qui fera défaut, de s'exposer sans utilité aux inconvénients des injections trop copieuses. Sans croire beaucoup à la possibilité sur le vivant de la pénétration du liquide de l'injection dans le péritoine par les trompes, j'admets que la distension de l'utérus pourrait bien n'être pas inoffensive.

La crainte d'un danger imaginaire a conduit à employer des seringues de précision, pour n'injecter dans l'utérus qu'une quantité de liquide égale ou inférieure à sa capacité. C'est là une précaution superflue qui peut rendre l'injection insuffisante. Je me sers en pareil cas d'une petite seringue à hydrocèle, ou de la seringue de verre à injections uréthrales, poussant doucement et m'arrêtant dès que le liquide commence à refluer par regorgement dans le vagin. L'opération doit se faire avec un spéculum plein et une sonde molle de faible calibre, rendue rigide, pour l'introduction, par un mandrin métallique qu'on retire aussitôt qu'elle est en place.

(1) Dans sa thèse inaugurale : *Recherches sur les injections utérines* (1870), M. Guichard ava commencé ce travail dont il a été détourné par la préoccupation de publier les observations de Gallard, qui, intéressantes comme contrôle de quelques-unes des épreuves antérieures, n'auraient pas dû empêcher de recueillir les impressions laissées à leurs auteurs par les tentatives originales.

La partie des topiques regardée comme inactive m'a paru n'être pas sans influence sur la tolérance de l'utérus à leur endroit. Je ne crois pas qu'il soit indifférent de leur donner tel ou tel excipient, même en bornant son choix à ceux qui passent pour être sans action propre.

Lorsque M. G. Sée me mit à même de faire, dans son service de la Pitié, l'exposition de mes procédés de faradisation utérine, je trouvai, dans les appareils laissés par Becquerel, les topiques durs qu'il avait beaucoup vantés. C'étaient des crayons faits d'un mélange de tannin et d'une résine dure. Il les introduisait dans le col au moyen d'une pince à polypes, et les y abandonnait après avoir tamponné le fond du vagin. Ces crayons avaient une consistance vitreuse qui en faisait de simples corps étrangers incapables d'agir autrement que mécaniquement sur les parties en contact avec eux. Leur introduction n'était d'ailleurs pas chose facile : jamais ils n'ont dépassé la cavité du col; rarement ils ont pu y rester.

Je leur ai substitué des crayons mous formés par le mélange d'une partie de tannin et de neuf parties de paraffine pure. La mollesse de ceux-ci est assez grande pour qu'on puisse, à l'aide d'une sonde à piston, les injecter, non plus seulement dans le col, mais jusque dans la cavité de l'utérus où il est facile de les faire pénétrer à travers la filière formée par l'orifice cervical interne. On ferme avec un tampon d'ouate sèche qui reste ordinairement en place 24 heures, mais que la malade retire plus tôt si la présence du topique provoque des efforts d'expulsion un peu douloureux, ce qui arrive quelquefois, mais rarement. Dans ces cas même, les douleurs cessent aussitôt que le tampon est retiré. Une seule application suffit pour réduire notablement, et de suite, les écoulements leucorrhéiques les plus abondants. On la répète tous les quatre ou cinq jours, sans négliger de remplir les autres indications que comporte chaque cas.

Les bons résultats obtenus de l'injection de mes crayons de paraffine au tannin me conduisirent à essayer d'autres préparations de même ordre (1). Je pensais que les pommades, outre qu'elles sont d'une exécution plus facile, abandonneraient une plus forte proportion du topique, et pourraient modifier plus efficacement la surface malade. Deux fois, j'injectai une pommade iodée, une fois une pommade au tannin au dixième, une fois, enfin, dans un cas où existaient

(1) La difficulté de mélanger à la paraffine certaines substances dont l'emploi pourrait être indiqué a été une des raisons de cette tentative. C'est ainsi qu'ayant fait faire, pour un cas de cancer de l'utérus, des crayons aux sels de morphine, ceux-ci se répartirent très-inégalement dans la masse, et me donnèrent en somme une mauvaise préparation. Quelques artifices, et le retour aux *extraits*, seront nécessaires pour arriver à constituer une bonne série de topiques mous dont je poursuis l'exécution.

des complications inflammatoires, une pommade à l'extrait de digitale au cinquième. Dans tous ces cas, l'injection fut suivie de douleurs très-vives, et qui durèrent de 24 à 48 heures, s'accompagnant d'un peu de fièvre et d'un météorisme douloureux, sans produire d'ailleurs aucun autre accident. L'innocuité relative des solutions aqueuses me donne à penser qu'ici les phénomènes observés furent surtout provoqués par l'axonge. C'est un point qui reste à vérifier (1).

Je suis donc revenu aux crayons tanniques de paraffine, que je considère provisoirement comme le topique le plus efficace dans les cas de catarrhe utérin.

Il n'entre pas dans mon sujet de rechercher ce que sont les *ulcérations* du col, quelles variétés elles présentent, par quel mécanisme elles se produisent. En décrivant comme distinctes de nombreuses variétés d'*ulcérations simples*, certains auteurs, s'attachant exclusivement au côté descriptif de la question, ont sans doute été trop loin. Le reproche inverse peut être adressé à ceux qui, n'ayant en vue que l'expédient thérapeutique, ont, pour la plupart, trop simplifié les choses en négligeant de tenir compte de l'élément diathésique. Cette dernière réserve posée, nous voyons qu'on a successivement opposé à ces ultérations tous les agents dits substitutifs. Le plus répandu est le nitrate d'argent, qui suffit souvent et est d'un maniement commode. Presque tous les topiques liquides énumérés plus haut, à l'occasion des injections intra-utérines, remplissent avec le même succès l'indication de supprimer la manifestation locale d'un état contre lequel ils sont d'ailleurs sans effet. La préférence accordée au nitrate d'argent fondu tient uniquement à la commodité qui résulte de sa forme. L'eau iodée et les solutions concentrées de sulfate de cuivre ou de fer sont les topiques que j'emploie le plus volontiers. Quelque choix que l'on fasse, il importe de ne pas laisser les parois du vagin en contact avec le caustique employé; aussi devra-t-on toujours, après avoir badigeonné le col avec un pinceau de charpie, le recouvrir avec un tampon imbibé d'une solution indifférente ou d'eau légèrement phéniquée. En négligeant cette précaution, on s'expose à cautériser le fond du vagin assez énergiquement pour y déterminer des brides ou des adhérences vicieuses. Ces accidents ne sont pas absolument rares, surtout après l'emploi du nitrate acide de mercure. On peut, d'autre part, reprocher aux sels

(1) M. Sims a, dit-on, injecté avec succès la glycérine. C'est une raison d'expérimenter les glycérolés.

de mercure de provoquer des salivations, ce qui doit les faire rejeter absolument.

La préoccupation d'exercer une action caustique a fait bannir les pommades du traitement des ulcérations du col de l'utérus. Je pense que l'impuissance où l'on s'est trouvé d'agir efficacement sur les autres conditions morbides a conduit à trop traiter ces accidents dont on a exagéré l'importance propre. Les cautérisations, même superficielles, peuvent aggraver successivement la maladie alors qu'elles procurent une amélioration apparente. Aussi, moins soucieux de modifier violemment la vitalité de la surface du museau de tanche que de panser simplement l'ulcération, ai-je souvent recours aux pommades, étendues, en couche un peu épaisse, sur un tampon humide. Celles que j'emploie de préférence sont :

Tannin 1, axonge 10.

Iodure de potassium 1, cérat 5.

Sulfate de cuivre 1, cérat 5.

Dans les cas où il existe de la douleur :

Extrait de digitale 1, axonge 5.

J'ai complétement renoncé aux préparations d'opium et de belladone, qui, d'une utilité contestable contre les accidents locaux, m'ont toujours paru exercer sur l'état général une influence fâcheuse.

C'est à dessein que, parmi les agents substitutifs opposés aux ulcérations du col de l'utérus, j'ai omis le cautère actuel. Son emploi contre les ulcérations du col a-t-il réalisé un progrès? Dans quelle mesure a-t-il été utile? La vulgarisation de ce moyen a-t-elle eu plus d'avantages que d'inconvénients? Il est certain que beaucoup d'ulcérations du col de l'utérus sont avantageusement modifiées par l'application du fer rouge. Il est certain, d'autre part, que cette ressource a pu paraître une bonne acquisition, vu l'indigence de la thérapeutique à l'époque où elle se produisit (Larrey), et même à l'époque, plus voisine de nous, où elle fut en grande faveur (Jobert). Malgré cela, je crois que la cautérisation actuelle du col doit être proscrite. Ses avantages se réduisent à procurer souvent la guérison temporaire d'accidents d'une importance médiocre, accidents qui cèdent aisément à des moyens plus inoffensifs. Quant à ses inconvénients, voici comment les apprécie un chirurgien qui regarde la cautérisation actuelle du col comme « rendant plus de services peut-être qu'aucun autre moyen dans le traitement des maladies utérines. » Son témoignage ne saurait donc être suspect :

« ..... Pratiquée en dépit de contre-indications formelles méconnues de la plupart des médecins, et surtout étendue au traitement de toutes les maladies de matrice comme une panacée universelle, elle a fait déjà autant de mal que de bien, en aggravant ou perpétuant, si ce n'est encore pis, nombre de maladies qui auraient guéri sans elle. On citerait aisément des cas de mort dont elle a été positivement la cause, prochaine ou éloignée, si l'on pouvait suivre le développement des accidents depuis le moment où elle a été pratiquée jusqu'à celui où les malades ont succombé. Aran, pour son compte, en a observé trois (1). »

Parmi les accidents qui se rattachent immédiatement à l'application du cautère actuel, le plus commun est la formation de brides vaginales cicatricielles. La pratique de Jobert lui-même m'en a fourni plusieurs exemples. J'ai rencontré un cas d'occlusion de l'orifice extérieur du col produite de cette façon. Enfin, j'ai observé trois cas d'algies utérines extrêmement rebelles rapportées au col, toutes trois chez des femmes qui avaient été cautérisées au fer rouge. N'y a-t-il pas, chez les malades qui les présentent, quelques filets nerveux pris dans une cicatrice dure ? Je compte, dans ces circonstances, détruire le tissu cicatriciel au moyen d'une cautérisation alcaline.

En somme, l'application du cautère actuel aux ulcérations du col de l'utérus me paraît devoir être complétement abandonnée comme dangereuse et inutile. Elle ne l'emporte pas, pour satisfaire à une indication secondaire, sur l'application de topiques inoffensifs parmi lesquels il y a lieu de faire de bons choix. La grande faveur dont a joui ce procédé, faveur qui n'est pas encore épuisée, doit être attribuée à ce qu'il a surgi à une époque où la thérapeutique des maladies utérines ne disposait que du nitrate d'argent et des pessaires; il constituait, du moins, un simulacre de traitement.

M. Courty a compris l'électricité au nombre des topiques utérins, avouant du reste ne pas connaître assez cet agent pour arrêter sur lui une opinion. Il faut distraire tout d'abord de son énumération l'électricité d'induction qui n'agit pas comme topique, mais uniquement en provoquant des réactions physiologiques. L'auteur, sans la condamner, s'en montre peu partisan; mais son opinion se fonde sur une vue *à priori* absolument inexacte, et sur une épreuve faite évidemment dans des conditions instrumentales défectueuses.

M. Courty signale ensuite la galvanocaustique. Il ne connaît que la galvanocaustique thermique, qui pourrait remplacer avantageusement le fer rouge, si la cautérisation actuelle méritait de rester, et

(1) A. Courty (de Montpellier). Traité pratique des maladies de l'utérus et de ses annexes. Paris, 1866.

omet complétement la galvanocaustique chimique, qui devra remplacer la cautérisation potentielle dans les cas, assez rares d'ailleurs, où il est indiqué de la faire énergique et de la circonscrire exactement. C'est ainsi que la galvanocaustique alcaline m'a permis de rétablir facilement l'orifice cervical externe dans un cas où il avait disparu dans une cicatrice de cautérisation actuelle.

La muqueuse utérine peut devenir le siége d'exubérances fongueuses auxquelles on a opposé l'abrasion par la curette de Récamier, instrument de la grosseur d'une plume d'oie qu'on introduit comme la sonde utérine, dont il a la courbure, en ayant soin de dilater préalablement les orifices, et de corriger les flexions si c'était nécessaire.

L'idée de ce traitement est hardie assurément; mais cela ne suffit pas. Il a quelquefois donné des succès, dit-on; mais quels succès? Quelles en sont les indications? — *A priori*, la tentative ne répondait à aucune idée raisonnable, à aucune indication précise. Je ne pense pas que les succès qu'on lui attribue, succès sur l'importance et la durée desquels on ne nous a pas suffisamment édifiés, soient de nature à la faire absoudre. L'abrasion doit être proscrite parce qu'il est difficile d'en préciser les indications, ou même d'établir que ces indications existent, parce que les résultats qu'on demande empiriquement à son usage peuvent être obtenus plus facilement et plus sûrement de l'emploi des topiques intra-utérins, parce qu'enfin elle a produit, entre les mains de Récamier, et probablement de quelques autres, des perforations dont quelques-unes ont été mortelles. Une opération qui comporte des chances de mort en vue d'un résultat mal défini et problématique, alors que ce résultat peut être obtenu plus sûrement par des moyens rationnels et inoffensifs, est une opération à rejeter.

Que dire de l'abrasion suivie de l'abandon d'un crayon de nitrate d'argent dans l'utérus, ou même de la cautérisation actuelle? — Tout en reconnaissant que les caustiques liquides ou solides ne peuvent être portés « aveuglément » sur les points malades de la cavité utérine sans risquer d'y causer des « délabrements effroyables, » Courty ne craint pas d'introduire et d'abandonner dans cette cavité le crayon de nitrate d'argent et dit n'avoir pas constaté d'accidents sérieux à la suite de ce mode de traitement. Une fois cependant, des douleurs atroces ne cédant ni aux bains, ni aux antispasmodiques, ni aux narcotiques, nécessitèrent un large débridement du col tuméfié pour favoriser l'expulsion du crayon. Enfin, les contre-indications admises par l'auteur même de ce procédé de cautérisation, équivalent en fait à une proscription absolue; ce sont : l'existence d'un état inflammatoire (ou simplement algique?) utérin, péri-utérin ou ovarien, et la difficulté d'écoulement du contenu de la cavité utérine, difficulté qui, indépendamment de l'étroitesse normale de l'orifice cervical interne, existe constamment dans les flexions.

Quant à la cautérisation actuelle succédant à l'abrasion, je ne l'ai vu pratiquer que deux fois. L'une des malades, dont on trouvera plus loin l'observation, y a succombé très-vraisemblablement. Chez l'autre, une terminaison funeste était imminente lorsque ce mode de traitement fut suspendu; l'expectation, aidée des seules ressources hygiéniques, permit une guérison relative.

Si des effets avantageux ont été quelquefois retirés de la pratique de l'abrasion, de l'emploi des crayons de Becquerel, et de l'application du cautère actuel sur le museau de tanche, on ne peut les expliquer que par les contractions musculaires qui ont dû suivre l'action d'irritants mécaniques ou calorifiques. Ce résultat a été poursuivi d'une façon bien plus rationnelle par un moyen que je ne trouve pas indiqué dans les auteurs, mais auquel je sais qu'a eu recours M. Coppez, de Tournai : l'administration irrégulièrement périodique de l'ergot de seigle. Aujourd'hui, l'usage des courants d'induction permet d'obtenir directement, et sans aucun danger, des contractions aussi fréquentes et aussi énergiques qu'on peut le désirer.

Avant d'abandonner cette question du catarrhe et des ulcérations de la muqueuse utérine, rappelons que ces lésions sont souvent l'expression d'un état général, et que le diagnostic n'est pas fait lorsqu'on a constaté une affection locale dont la portée a été fort exagérée par ceux qui l'ont étudiée isolément. Ici se place l'indication des médications arsenicale, alcaline, sulfureuse, iodée, ferrugineuse, et des cures hydrominérales, qui, vantées à tort contre les lésions de forme et de situation de l'utérus, sur lesquelles elles sont sans effet, peuvent néanmoins être fort utiles en atténuant ou supprimant la condition morbide dominante.

Chez les femmes atteintes d'affection utérine, la *constipation* est la règle. Elle peut être un effet des conditions hygiéniques vicieuses qui produisent dans le bassin des stases et une inertie musculaire consécutive. Je la considère comme reconnaissant en partie les mêmes causes que l'affection utérine, avec laquelle elle coïncide plutôt qu'elle n'en est la conséquence. A ce titre, elle exige un traitement parallèle.

La constipation des femmes hystéropathiques est une constipation par inertie qu'on ne doit pas combattre par les purgatifs salins. Lorsqu'elle n'est pas très-prononcée, on pourra lui opposer l'usage des lavements froids, simples ou huileux. A un degré plus marqué, je conseille l'emploi quotidien ou presque quotidien, au repas du soir, de la poudre suivante :

Poudre de rhubarbe.............. 2
Soufre sublimé.................. 2
Poudre de quinquina gris......... 1

Dose : de 0gr 20 à 1 gramme, en vue d'obtenir une selle facile le lendemain.

L'existence très-fréquente d'hémorrhoïdes, surtout chez les femmes qui ont eu des enfants, m'a fait rechercher une formule purgative dans laquelle pût entrer le chardon Marie. Je me suis arrêté à la suivante :

Aloès succotrin................ 5 grammes.
Extrait de chardon Marie....... 2, 50
Savon médicinal................ 7, 50
F. 150 pilules.................

Bien que renfermant moins d'aloès que les grains de santé de Frank, ces pilules purgent à moindre dose : une suffit ordinairement. Le chardon Marie, que j'y avais introduit comme correctif, semble donc agir en même temps comme adjuvant.

Dans les cas où est pratiquée la faradisation abdomino-utérine ou abdomino-rectale, on aura moins à insister sur les purgatifs.

Le *météorisme,* conséquence des hypersécrétions gazeuses de l'intestin, favorisé d'autre part par la laxité de la paroi abdominale, n'exige aucun traitement spécial lorsqu'il est peu marqué. Les divers procédés de faradisation utérine, ceux surtout dans lesquels la paroi abdominale se trouve intéressée, atténuent notablement ce symptôme.

Lorsque le météorisme est assez prononcé pour refouler en haut le diaphragme et amener de la gêne de la respiration, je conseille un quart de lavement de l'émulsion suivante :

Huile essentielle de térébenthine......... 10 grammes.
Jaune d'œuf............................. N° 2.
Eau commune............................ 1 kilogramme.

Contre la tension douloureuse de l'abdomen : embrocations camphrées.

L'influence régulatrice exercée sur la circulation pelvienne par la faradisation de l'utérus m'a toujours dispensé de recourir à un traitement spécial de l'*aménorrhée* et de la *ménorrhagie*.

Sous l'influence de la faradisation, on voit, alors même que l'aménorrhée ne cède pas, cesser rapidement les symptômes cardiaques, pulmonaires ou céphaliques, qui avaient appelé l'attention sur elle. Quant à la menstruation simplement insuffisante, elle est toujours augmentée.

Les conditions de la ménorrhagie sont différentes; et l'état de l'utérus a plus d'influence sur sa production. C'est en corrigeant les flexions, modifiant par l'exercice musculaire les conditions de nutrition de l'utérus, que la faradisation atténue progressivement ce symptôme. L'état de la muqueuse n'étant pas, à ce point de vue, une condition indifférente, l'application intra-utérine des préparations tanniques, lorsqu'elle est indiquée, concourt à atténuer la ménorrhagie.

Lorsqu'il existe de l'aménorrhée, je prolonge, en général, jusqu'à cinq minutes la durée des séances de faradisation. Chez les ménorrhagiques, je les réduis quelquefois à deux minutes.

La *dysménorrhée* est tantôt utérine, tantôt ovarique. Il n'entre pas dans mon sujet d'en faire ici l'histoire.

L'influence en masse de la faradisation sur la circulation abdominale, tendant à changer les congestions ou les stases en hyperémies passagères, est favorable dans les cas de dysménorrhée ovarique et me dispense de recourir à l'hydrothérapie dont je suis loin, cependant, de méconnaître l'utilité. Les émissions sanguines me paraissent devoir être proscrites comme nuisibles à l'état général du sujet, sans bénéfice suffisant pour l'état local. Quant aux douleurs iliaques, qui fournissent communément l'indication des vésicatoires, je les traite par la révulsion électrique (faradisation sèche de la peau par des courants de haute tension), qui a sur le vésicatoire l'avantage d'agir plus promptement et de pouvoir être répétée à intervalles aussi rapprochés qu'il est utile.

Dans la dysménorrhée qui est liée à l'engorgement de l'utérus ou à l'occlusion de l'orifice cervical interne par une flexion, il est clair que le traitement de la cause peut seul être efficace.

C'est à côté des anomalies de la menstruation qu'il faut ranger les accidents de la *ménopause*. Ceux-ci sont tantôt de nature hémorrhagique, tantôt de nature aménorrhéique.

Aux hémorrhagies, j'oppose des séances de faradisation utérine courtes et répétées aussi souvent que le comporte l'indication mécanique de provoquer un retrait de l'organe sur lui-même. Ce moyen m'a toujours suffi pour obtenir immédiatement une diminution considérable, et au bout de peu de jours une cessation complète de l'écoulement. Lorsqu'au bout d'un certain temps, les même accidents se répètent, les mêmes moyens en ont raison.

L'oppression, des palpitations, des vertiges, une grande aptitude à contracter des phlegmasies oculaires, accusent souvent les perturbations circulatoires causées par la suppression des hyperémies locales liées à l'ovulation. Ces accidents sont surtout communs dans les formes aménorrhéiques de la ménopause. Ici, l'indication de la faradisation utérine est formelle. Tandis que les émissions sanguines ont raison du symptôme sans atteindre la cause autrement que pour l'aggraver (1), la faradisation atteint le symptôme par la cause, aussi promptement, aussi énergiquement, mais d'une manière inoffensive, et avec des résultats plus durables, que les émissions sanguines générales ou locales.

Si, dans ces circonstances, il existe une déviation ou une flexion utérine, on remplira, en la traitant, une double indication. En l'absence même de ces conditions, la faradisation utérine est indiquée en vue d'opérer la dérivation qui fera cesser la tendance aux congestions thoraciques ou céphaliques.

L'influence régulatrice exercée sur la menstruation par la faradisation, a raison, plus rapidement qu'aucun autre moyen, de la *chlorose.*

Conduit à l'employer par l'aménorrhée qui est la règle dans la chlorose, j'ai pu, depuis dix ans, renoncer à l'usage des ferrugineux, auxquels on doit reprocher d'être mal supportés par des sujets d'une très-grande susceptibilité gastrique.

L'hydrothérapie constitue, dans ces cas, un adjuvant utile. Son emploi commande toutefois certaines précautions, ordinairement négligées aujourd'hui que toutes les maisons de bains deviennent des établissements hydrothérapiques où des malades se mettent entre les mains de domestiques inintelligents. Beaucoup de chlorotiques se présentent, accusant un traitement hydrothérapique antérieur d'avoir augmenté leur mal. C'est vrai. Ces malades sont de celles qui réagissent le plus difficilement; et une prompte réaction, qu'il faut savoir obtenir et ne pas dépasser, est la première condition d'efficacité de ce moyen thérapeutique. Or, cette condition n'a été ni remplie

(1) Un organe congestionné l'est en vertu d'une cause, le plus souvent nerveuse, que ne supprime pas la saignée. Le trop-plein évacué, la congestion tend à se reproduire, en même temps qu'est accrue l'aptitude à la terminaison phlegmasique, ainsi qu'en témoignent les expériences de Cl. Bernard dans lesquelles l'aptitude aux phlegmasies locales est créée par un traumatisme nerveux, et, plus tard, la détermination de ces phlegmasies, par une saignée générale.

ni cherchée dans la plupart des traitements hydrothérapiques que croient avoir suivis les malades. Lorsque l'état général se trouve remonté par quelques séances de faradisation, je conseille donc l'emploi parallèle des douches froides, en y préparant par quelques bains russes.

Les anomalies de la menstruation sont moins fixes dans l'*anémie*. La quantité des règles y est le plus souvent augmentée, mais non d'une façon assez constante pour que la ménorrhagie puisse être attribuée à l'état général.

Le traitement de l'anémie doit être surtout hygiénique.

Augmenter progressivement, *et non brusquement*, les doses d'air pur et de lumière.

Alimentation selon les appétits de la malade; craindre moins l'alimentation insuffisante que les indigestions. Régime lacté, s'il est désiré.

Ne donner du vin rouge que lorsque son acidité n'est plus une cause de pyrosis ou d'aversion; essayer d'abord l'eau alcoolisée, les vins d'Espagne étendus, puis la bière Allemande ou de Strasbourg.

Ne pas insister sur l'usage des viandes noires quand il est repoussé; le jambon n'excite pas, d'ordinaire, les mêmes répugnances, et est une précieuse ressource.

Interdire les excitants : café, thé, vin blanc.

La journée est trop longue pour les anémiques; elle doit être coupée en deux par un temps de sommeil après le déjeuner. Un repos absolu est de rigueur après les repas; il faut alors éviter toute occupation des yeux.

Les bains électriques (1) et l'hydrothérapie (enroulement dans le drap mouillé) seront un complément utile de la cure hygiénique.

Il est, enfin, une condition organique générale, trop peu connue dans sa genèse pour qu'il me soit donné de pouvoir y insister, mais qui doit être signalée et sur laquelle il serait utile de provoquer des recherches : je veux parler de la *polysarcie*, dont les relations avec

(1) « *Procédé de l'auteur*........ dans la plupart des affections qui conduisent à tenter de généraliser l'emploi d'un modificateur physique, on a affaire à des troubles de nutrition qui intéressent surtout les grands appareils organiques, les muqueuses et la peau. Ayant songé à employer l'électricité comme modificateur général dans quelques anémies, j'ai voulu que le procédé d'excitation auquel j'avais recours intéressât avant tout la masse des organes contenus dans la cavité abdominale.

Le malade étant placé dans une baignoire métallique sans en toucher les parois, l'un des rhéophores d'un appareil volta-faradique ordinaire, vient s'attacher aux parois de la baignoire, tandis que l'autre rhéophore, convenablement isolé, aboutit à une olive métallique qu'on introduit dans le rectum. Lors du passage des courants, c'est la masse intestinale qui est surtout affectée; du côté de la peau, la sensation se réduit à un fourmillement très-léger, qui n'est même pas toujours perçu. » (*Tribune médicale*, mars 1868.)

le fonctionnement de l'appareil génital ont été utilisées chez les animaux, mais peu étudiées chez l'homme.

Les femmes obèses sont généralement stériles ; rarement ménorrhagiques, le plus souvent réglées insuffisamment. Lorsque, chez elles, on est appelé à traiter une affection utérine, les indications parallèles sont fournies, indépendamment de l'état de la menstruation, par l'insuffisance des réactions et la facilité paradoxale du refroidissement. La calorification n'est possible, chez les femmes trop grasses, qu'à la condition d'un exercice qui entraîne de suite la fatigue, cause de refroidissement. Cette circonstance doit faire modifier pour elles les prescriptions hygiéniques de l'*entraînement*, en ce sens que les mouvements passifs doivent être autant que possible substitués à l'exercice actif. Enfin, on fera bien de joindre au régime général des obèses, régime dont l'exposé m'entraînerait hors des limites de mon sujet, les sudations par enroulement dans le drap mouillé, suivies de massage.

CHAPITRE IV

OBSERVATIONS

La plupart des observations qui suivent sont tirées de ma pratique particulière ; quelques-unes ont été prises dans les hôpitaux, où le bienveillant concours de MM. Ad. Richard, G. Sée et Michon m'a permis d'établir, devant un grand nombre de médecins et d'élèves, la simplicité et l'innocuité des manœuvres qui constituent la partie fondamentale de ma thérapeutique des affections utérines. Je reproduis aussi deux observations que m'avait autrefois adressées, de Saint-Pétersbourg, M. le docteur A. Couriard, qui, le premier à l'étranger, a appliqué ma méthode. Si je ne reproduis pas aussi les quelques observations publiées dans les journaux de médecine de Paris, alors que le sujet était encore une nouveauté, ce n'est pas que je dédaigne les arguments à l'appui de ma thèse; mais les faits publiés à Paris (1) prouvent trop, à mon avis : leurs auteurs annonçaient des résultats tellement au-dessus de ceux que j'ai pu constater en employant des procédés mieux appropriés au but poursuivi, que je ne me suis

(1) Fano, *Union médicale* (novembre 1859). Elleaume, *Gazette des hôpitaux*, 186

jamais cru autorisé à les invoquer à l'appui de mes idées. Sans doute, des malades cessent de venir après trois ou quatre séances, soit qu'elles se trouvent suffisamment soulagées, soit, chose très-commune, qu'elles craignent que le traitement ait pour effet de leur restituer une fécondité perdue. Mais, dans aucun des cas où il m'a été donné de pratiquer le toucher chez ces malades, je n'ai pu constater de guérison d'une déviation un peu notable obtenue en moins de cinq séances.

J'ai pris, parmi mes notes, les plus anciennes d'abord, déjà publiées en janvier 1864 (1), et dont quelques-unes ont pu être suivies au delà. Les cas que j'avais alors réservés étaient ceux qu'il ne m'avait pas été donné de suivre, ayant perdu les malades de vue avant d'avoir pu prendre des conclusions. Les quelques observations commencées à l'hôpital de Lourcine sont toutes dans ce cas; il en est de même de la plupart de celles commencées à Beaujon et à la Pitié. Mes observations plus récentes, quoique généralement plus complètes, sont moins détaillées et n'offrent aucun intérêt nouveau; j'ai cru inutile d'y puiser, ne leur empruntant que quelques cas offrant des particularités instructives.

Ce n'est donc pas un choix d'observations qu'on trouvera ici. Les résultats négatifs y sont, au point de vue du redressement de l'utérus, plus nombreux que les résultats positifs. Je crois les premiers plus intéressants : quelques faits positifs, observés avec précaution, ayant permis d'établir d'une manière générale l'utilité d'une méthode thérapeutique, c'est par les insuccès qu'on est conduit à rectifier ou à préciser les indications, à perfectionner les procédés et à savoir ce qu'on doit attendre.

Obs. I. — *Spasmes hystériques. — Gastralgie. — Anémie. — Antéversion utérine très-prononcée. — Engorgement considérable. — Abaissement. — Faradisation utérine. — Guérison de l'antéversion et de l'engorgement. — Grande amélioration de l'état général.*

Mme P..., âgée de trente et un ans, chanteuse, a dû quitter le théâtre depuis trois ans, parce qu'elle n'a plus de voix et que le peu qui lui en reste se perd très-vite lorsqu'elle essaye de chanter. Elle me dit avoir été traitée, sans résultat, depuis ce temps, pour une laryngite chronique et pour une maladie du foie; c'est à l'occasion de la laryngite qu'elle vient me consulter en février 1862.

Mme P... est sujette à des « attaques de nerfs »; elle a le clou hystérique, un météorisme stomacal fréquent, des vomissements glaireux de temps en temps; néanmoins elle n'est particulièrement incommodée par aucun aliment. Enfin, la malade parle difficillement en marchant et en montant les escaliers. Ce dernier renseignement, rapproché du timbre de la voix qui est excellent après un peu de repos, me donne à penser que des phénomènes dyspnéiques en ont imposé pour

(1) *Annales de l'Electrothérapie.*

une affection laryngée. L'examen laryngoscopique montre, d'ailleurs, que toutes les parties qui concourent à la phonation sont parfaitement saines.

Mme P... a eu, à dix-sept ans, une couche heureuse, depuis laquelle elle a été réglée abondamment, pendant une semaine, à des époques régulières. Aujourd'hui, les règles sont très-peu abondantes, ne durent que trois jours, et ont cessé de se montrer régulièrement.

L'utérus est abaissé, en antéversion très-prononcée; le col est le siége d'un engorgement énorme; son volume et sa consistance inégale et exceptionnellement dure, me font craindre qu'il soit le siége d'une altération fibreuse.

Du 19 au 25 février 1862, trois séances de faradisation recto-utérine.

Diminution de la dyspnée, qui rend la marche plus facile. La malade accuse toujours la même « sécheresse du larynx ».

1er et 6 mars, faradisation recto-utérine. Marche plus facile, phonation meilleure.

Règles, le 10, abondantes, sans douleurs.

Le 19 mars, l'engorgement et la dureté du col sont moindres. L'utérus est toujours bas et renversé en avant.

Les 19, 24 et 27, faradisation recto-utérine. Dans la dernière séance, la douleur a changé de caractère : elle ne procède plus par coliques sourdes, mais par piqûres aiguës. C'est ce qui arrive d'ordinaire à l'approche des règles; les contractions sont alors plus difficiles à provoquer.

Le 3 avril, état général bien meilleur: plus de dyspnée; Mme P... a pu chanter. Faradisation recto-utérine. Le toucher, pratiqué après la séance, contrairement à mon habitude, montre l'antéversion complétement disparue ; l'engorgement persiste, mais beaucoup moindre; l'abaissement est toujours le même.

Règles le 6 avril, sans douleur, durent cinq jours. Dans les journées qui suivent leur cessation, il survient du malaise, la sensation de la boule hystérique, de la leucorrhée, des régurgitations glaireuses avec sécheresse gênante de la bouche.

Le 15, faradisation recto-bi-inguinale, en vue de remédier au malaise général par un procédé capable de modifier heureusement l'abaissement.

Le 21, faradisation vagino-bi-inguinale.

Règles du 7 au 11 mai.

Le 19, l'engorgement n'est plus sensible et l'abaissement est moindre. Un léger degré d'antéversion persiste ou s'est reproduit. Faradisation recto-utérine.

Les 23, 26 et 30, faradisation recto-utérine.

Règles le 4 juin. Antéversion et engorgement nuls. Faradisation recto-utérine.

L'état général était satisfaisant, à part la persistance d'une grande irritabilité. La malade partit pour un voyage.

J'ai revu Mme P..., en avril 1863, sans avoir occasion de la toucher. La guérison des divers symptômes hystériques qu'elle avait présentés s'était maintenue.

Je trouve noté, chez cette malade, un fait qui doit se reproduire toutes les fois que le traitement par la faradisation utérine immédiate est suffisamment prolongé : c'est l'intolérance, au bout d'un certain temps, pour les courants de faible tension. Les courants de haute tension, quelquefois insuffisants au début du traitement, conviennent parfaitement à une période plus reculée, alors que sont en partie revenues la contractilité et la sensibilité de l'utérus.

Obs. II. — *Antéversion avec antéflexion. — Faradisation utérine. — Guérison.*

Mme C. P..., âgée de vingt-six ans, nullipare. Depuis deux ans, douleurs dans l'hypochondre gauche ; douleurs utérines et lombaires deux ou trois jours avant l'établissement des règles. Envies très-fréquentes d'uriner. Constipation opiniâtre. Irritabilité extrême.

Antéversion avec antéflexion. Abaissement. Le col est sain.

Dernières règles le 10 juillet 1862.

Le 19, faradisation recto-utérine par des courants de moyenne tension qui ne provoquent pas de contractions.

Le 21, faradisation recto-utérine. Les courants de basse tension sont bien supportés et provoquent des contractions.

Le 26, faradisation recto-utérine. Les courants de basse tension provoquent cette fois des douleurs hors de proportion avec les contractions.

Le 29, faradisation recto-utérine. Retour aux courants de moyenne tension.

Règles le 4 août, moins douloureuses, plus abondantes; elles durent trois jours.

Le 14, faradisation recto-utérine. Courants de moyenne tension; pas ou peu de contractions.

Les 28 et 30, faradisation recto-utérine. Courants de moyenne tension; contractions énergiques.

Règles le 1er septembre, douloureuses, abondantes, durant trois ou quatre jours.

Les 13, 15, 17 et 19, faradisation recto-utérine.

Le 22, l'antéversion a complétement disparu; l'abaissement persiste. En vue de remédier, autant que possible, à cet abaissement, je fais, les 22, 24 et 26, des séances de faradisation bi-inguino-utérine.

Règles le 27, très-douloureuses, d'abondance moyenne, durant deux ou trois jours. Après leur cessation, retour de la douleur dans le côté gauche.

Le 20 octobre, cathétérisme utérin. Des tentatives très-modérées pour franchir l'orifice cervical interne restant infructueuses, j'attribue à sa perméabilité insuffisante les douleurs qui ont accompagné les dernières menstruations. Faradisation bi-abdomino-utérine par courants de faible tension. Dilatation du col par un petit cylindre d'éponge préparée.

Le 24, réapplication de l'éponge préparée.

Le 28, faradisation bi-abdomino-utérine. Éponge préparée.

Règles le 1re novembre, sans douleurs.

Vers le 15, retour des douleurs pelviennes, douleurs cardiaques, étouffements de temps en temps.

Les 20, 24 et 26, faradisation bi-inguino-utérine; les deux premières séances sont suivies de l'application d'éponge préparée. Dès la première séance, les douleurs et la dyspnée ont cessé.

Règles le 29, d'abondance moyenne, durant quatre jours, sans douleurs.

Le 18 décembre, à la suite d'une vive colère, surviennent de violentes douleurs de reins, suivies d'une hémorrhagie utérine qui commençait à cesser, le soir du second jour, quand je fus appelé. En questionnant la malade sur son état durant les jours qui avaient précédé cette hémorrhagie, je fus conduit à regarder comme très-probable une grossesse, suivie, presque à son début, de l'expulsion de l'œuf.

Le 30, engorgement notable. L'abaissement a augmenté. Écoulement qui ressemble fort aux lochies. Rougeur et sensibilité du vagin. Tampon vaginal enduit de cérat opiacé.

Le 6 janvier 1863, algie sciatique, guérie par deux séances de faradisation cutanée.

Règles le 14, puis le 11 février, sans douleurs.

7 mars. Depuis deux jours, douleurs uréthrales. Le redressement de l'utérus s'est parfaitement maintenu. L'abaissement est moindre que lors du dernier examen. Faradisation abdomino-uréthrale.

En mars, avril, mai et juin, les règles sont venues régulièrement avec deux jours d'avance, et n'ont été qu'une seule fois un peu douloureuses le premier jour.

Dans le courant du mois de mai et au commencement de juin, il y a eu retour des douleurs dans l'hypochondre gauche. Ces douleurs étaient occasionnées par la présence dans le rectum d'un amas de matières stercorales dures; elles ont cédé à des lavements huileux. Chaque fois j'ai pratiqué le toucher et constaté le maintien parfait du redressement. L'engorgement consécutif à l'accident que je crois être un avortement avait complétement disparu lors des examens de mai et juin.

J'ai touché de nouveau cette malade en août et en novembre ; la rectitude de l'utérus se maintient si bien, que la peur de produire une rétroversion m'a seule empêché d'opposer la faradisation du rectum à une constipation opiniâtre avec accumulation dans l'intestin d'une quantité énorme de matières fécales dures, dont j'ai dû prescrire l'extraction quotidienne avec le doigt.

11 janvier 1864. Persistance du redressement.

Obs. III. — *Toux nerveuse. — Dysménorrhée. — Abaissement de l'utérus avec rétroversion et engorgement. — Faradisation utérine. — Cessation des symptômes. — Guérison de la déviation constatée plus tard.*

Mme C. A..., trente ans environ. Une dernière couche il y a dix ans ; toujours malade depuis.

Devenue très-irritable, d'une profonde tristesse habituelle. Toux fréquente sans cause organique appréciable. Règles ordinairement très-abondantes, en avance de quatre ou cinq jours, occasionnant des souffrances extrêmement vives dans les reins et dans le bas-ventre. Dans l'intervalle des règles, élancements hypogastriques survenant de temps en temps. Jamais de maux de tête. Constipation opiniâtre ; crampes d'estomac fréquentes. La malade a suivi, il y a cinq mois, un traitement interne dont elle ignore la nature, et qui était dirigé contre un engorgement de l'utérus ; elle n'a éprouvé de ce traitement aucun soulagement.

Je constate du côté de l'utérus : abaissement, — rétroversion avec latéroversion gauche, — engorgement notable, — érosions du col.

Les 26, 29 et 31 décembre 1862, faradisation vésico-utérine, lavage du col à l'eau iodurée iodée, et tamponnement au coaltar. Les contractions de l'utérus surviennent promptement et sans qu'il soit nécessaire d'employer des courants énergiques.

2 janvier 1863. Faradisation inguino-utérine : excitateur inguinal placé à droite. Mon intention était, en procédant ainsi, d'agir autant que possible sur le ligament rond de ce côté pour combattre la latéroversion de sens opposé.

Le 4 janvier, hémorrhagie légère qui fait croire à un retour des règles, mais ne dure que trois ou quatre heures. Les dernières règles étaient du 12 décembre 1862.

5 janvier. Faradisation vésico-utérine, lavage à l'eau iodée. Le soir, nouvel écoulement sanguin de peu de durée.

Règles du 7 au 11 janvier, encore abondantes mais non douloureuses. La malade n'est pas obligée de se coucher comme autrefois.

Jusqu'au 18 janvier, état général et local très-satisfaisant. Guérison de l'érosion du col ; plus de toux.

Du 18 au 20 janvier, douleurs utérines et leucorrhée. Les douleurs sont immédiatement soulagées par une séance de faradisation vésico-vaginale.

Du 20 au 30 janvier, quatre séances de faradisation vésico-vaginale, avec faradisation bi-abdomino-rectale, la constipation me paraissant liée à une analgésie très-marquée du rectum. Le 30 janvier, l'état de madame A... me paraît assez satisfaisant pour que je l'engage, malgré la persistance de la constipation, à ne plus revenir que huit jours après ses prochaines règles pour faire constater la position du l'utérus. La malade n'est pas revenue se soumettre à cet examen ; mais l'ayant rencontrée en avril, j'ai appris qu'elle se trouvait fort bien, que la toux n'avait pas reparu, que la menstruation n'était plus douloureuse, et que la leucorrhée avait cessé.

Cette observation restait pour moi nulle au point de vue de la déviation, lorsque, le 1er juin, madame A... revint, tourmentée depuis quelques jours par du météorisme. Je pus alors, pratiquant le toucher, m'assurer que l'engorgement et la rétroversion n'étaient plus sensibles ; je ne saurais dire si l'abaissement avait notablement diminué.

Le 1er juin, une séance de faradisation bi-abdomino-utérine est suivie d'un grand soulagement. Dans deux autres séances, les 3 et 5 juin, je pratiquai à la fois la faradisation bi-abdomino-utérine et la faradisation bi-abdomino-vaginale, pour remédier à l'atonie de la paroi abdominale, et, en même temps, à une anesthésie vulvo-vaginale. Quelques jours après, madame A... allait fort bien ; je lui conseillai néanmoins les bains de mer.

15 janvier 1864. Persistance du redressement.

Mars 1867. Depuis deux ans, la menstruation est devenue douloureuse. Engorgement, très-légère rétroversion, leucorrhée depuis quelques mois ; le col est sain. Deux séances de faradisation bi-inguino-utérine. Injection d'un crayon de paraffine au tannin.

Vers la fin de l'été de 1868, j'ai rencontré Mme A..., pâle, défaite, et appris d'elle que, prise depuis près d'un an de métrorrhagies assez fréquentes, elle était en cours de traitement par l'abrasion suivie de cautérisation actuelle. Elle sortait pour la première fois depuis trois opérations qui n'avaient encore amené aucun changement dans l'état local.

J'ai su récemment que cette malade était morte au commencement de 1869. A-t-elle succombé aux progrès d'une affection organique ? ou au traitement ? ou à ces deux causes réunies ?

OBS. IV. — *Rétroversion considérable. — Faradisation utérine. — Guérison presque complète.*

Marie C..., vingt-six ans, cuisinière, accouchée le 16 août 1861, entre en décembre à l'hôpital Beaujon (salle Sainte-Paule, n° 10), pour des douleurs du bas-ventre qui l'empêchent de marcher et qui se compliquent de vomissements habituels. Céphalalgie frontale. Menstruation régulière, d'abondance moyenne, mais très-douloureuse.

Le 25 décembre 1861, je constate un abaissement de l'utérus, le museau de tanche arrivant à 1 centimètre à peine de la vulve ; — engorgement considérable du col et du corps ; — rétroversion très-prononcée ; — rien d'appréciable dans les tissus péri-utérins qu'une sensibilité vive au toucher en arrière du col. Quand la malade est couchée, la rétroversion est telle que l'axe de l'utérus est devenu horizontal.

M. Sée devant, à cette époque, quitter l'hôpital Beaujon pour passer à la Pitié, m'offre de faire transférer cette malade dans son nouveau service, où elle entre le 1er janvier 1862, salle Sainte-Marthe, n° 55.

3, 6 et 8 janvier 1862. Séances de faradisation vésico-utérine.

Règles le 9 janvier, durant trois jours.

Après les règles, migraine qui dure une semaine. Hyperesthésie vulvaire et vaginale.

Du 22 janvier au 10 février, neuf séances de faradisation vésico-utérine suivie de tamponnement au coaltar. Dès le 29 janvier, la malade marchait mieux et souffrait moins des reins ; à l'examen fait ce jour-là, la rétroversion me parut sensiblement diminuée. Le 7 février, je trouve noté : Amélioration marquée de l'état général, diminution de l'hyperesthésie vaginale.

Règles le 11 février, non précédées de douleurs, d'abondance moyenne ; elles cessent le 14 sans laisser de maux de tête à leur suite.

17 février. Nouvel examen : la rétroversion est décidément moindre ; l'abaissement n'est pas modifié ; l'utérus est moins pesant, le col encore gros.

Du 17 février au 19 mars, treize séances de faradisation vésico-utérine. Dans les trois dernières séances, l'extra-courant (basse tension) est substitué au courant induit (haute tension) ; il est assez bien supporté. Le col, ulcéré, a été cautérisé trois fois au nitrate d'argent, et les cautérisations suivies de tamponnement au coaltar saponiné. La leucorrhée, d'abord extrêmement abondante, a considérablement diminué.

Règles du 19 au 24, sans douleurs.

Examen le 28. Le toucher est pratiqué, la malade étant debout et couchée. La rétroversion ne subsiste plus qu'à un faible degré. Le vagin et la vulve sont toujours très-sensibles. Le col, toujours ulcéré, est cautérisé au perchlorure de fer.

Le lendemain, 29 mars, Marie C... est envoyée en convalescence au Vésinet. Je lui recommande de venir me voir quand elle en sortira.

Je revois la malade le 10 mai. L'utérus est toujours abaissé. La direction du col est normale; mais il y a un peu de rétroflexion. Du reste, l'état général est très-satisfaisant et la marche facile.

Marie C... a renoncé à servir; elle travaille maintenant à la couture.

Du 10 au 23 mai, cinq séances de faradisation vésico-utérine; courants de moyenne tension. Après chaque séance, lavage du col à l'eau iodurée-iodée et tamponnement au coaltar.

Règles le 24, durant trois jours.

7 juin. La rétroflexion est plus marquée que le mois dernier. Faut-il l'attribuer aux nouvelles occupations de la malade?

Le 7 et le 11 juin, faradisation vésico-utérine. Lavage à l'eau iodée, tamponnement.

Règles le 22 juin.

4 juillet. Même état qu'il y a un mois. L'état général continue à être bon, mais la déviation de l'utérus est plus prononcée que lorsque la malade est sortie de l'hôpital.

4, 7 et 11 juillet. Séances de faradisation vésico-utérine par courants induits de basse tension.

Règles le 15 juillet, précédées de deux jours de douleurs violentes, durent quatre jours; abondance moyenne.

26 juillet. La rétroflexion n'existe presque plus; mais l'utérus est très-bas: le col repose sur le périnée.

26 juillet et 1er août, faradisation bi-abdomino-utérine.

Règles le 15, sans souffrances, durent quatre jours.

1er et 8 septembre, faradisation bi-abdomino-utérine.

Règles le 10, sans douleurs, durent trois jours.

23 et 29 septembre et 6 octobre, faradisation bi-abdomino-utérine.

Règles le 12 octobre.

27 octobre et 3 novembre, faradisation bi-abdomino-utérine.

L'engorgement a disparu ainsi que la rétroflexion: le col est peu ouvert, la marche est facile. Marie C... est rentrée en condition.

Règles le 12 novembre.

25 novembre. Va toujours bien. La rétroversion tend à se reproduire. Faradisation vésico-utérine.

Règles le 11 décembre.

3 janvier 1863. Même état que le mois dernier. Faradisation vésico-utérine.

Règles le 9 janvier.

24 et 31 janvier, faradisation vésico-utérine.

Règles le 7 février, durent cinq jours.

28 février. L'état général est toujours très-bon et la marche facile. Les douleurs n'ont pas reparu depuis longtemps. Le col est sain; il y a seulement un peu de leucorrhée de temps en temps. La rétroversion existe à peine, mais elle n'a pas complétement disparu.

Je n'ai pas revu Marie C... depuis le 28 février; mais j'ai su par sa maîtresse qu'elle continuait à aller bien et que c'est pour cette raison qu'elle n'est pas revenue.

25 avril. Je fais revenir la malade pour l'examiner. Son état général est toujours très-satisfaisant. La rétroversion a augmenté notablement depuis le 25 février, quoiqu'elle soit loin de s'être reproduite au même degré qu'autrefois. Faradisation vésico-utérine.

Tout allait bien le 16 mai.

Obs. V. — *Rétroflexion type. — Abaissement. — Faradisation vésico-utérine. — Guérison dont la persistance est douteuse.*

J. L..., dix-neuf ans, blanchisseuse, entre à l'hôpital de la Pitié, salle Sainte-Marthe, n° 5, le 22 mars 1862, se plaignant de douleurs abdominales, qui, depuis trois semaines, l'empêchent de marcher.

M. Millard, qui faisait en ce moment l'intérim de M. Sée, constate une rétroflexion et fait pratiquer le toucher par plusieurs élèves du service. L'utérus engorgé, très-abaissé, présente une rétroflexion à angle aigu, la plus nette et la plus facile à constater que j'aie encore rencontrée : le doigt sent très-distinctement, et sans interposition d'une couche notable de tissus mous, le point où siége la flexion. On devait constater plus tard une ulcération du col.

La malade a toujours été réglée abondamment, mais régulièrement ; elle perd pendant huit jours ; elle avait déjà souffert l'année dernière de douleurs semblables, mais moins fortes. J. L... se plaint enfin de douleurs lombaires et de crampes d'estomac. La dernière menstruation remonte au 1er février.

24 et 26 mars, faradisation vésico-utérine. Le courant induit est moins douloureux que l'extra-courant; néanmoins, j'emploie ce dernier en en diminuant suffisamment l'énergie.

28 mars. La malade perd un peu de sang. A partir de ce moment elle souffre beaucoup moins.

11 avril. Faradisation vésico-utérine.

19 avril. Hémorrhagie; des caillots sont rendus en assez grand nombre.

23 avril. Examen au spéculum. Le col est granuleux dans tout son pourtour. Badigeonnage avec la solution de perchlorure de fer.

25 avril. Ménorrhagie moins abondante. Application de perchlorure de fer. Faradisation vésico-utérine durant deux minutes seulement.

29 avril, 2, 5 et 7 mai, faradisation vésico-utérine. Avant la séance du 7 mai, le toucher montre l'utérus élevé. La rétroflexion a complétement disparu.

Une dernière séance de faradisation vésico-utérine est faite le 9 mai. Le 12, J. L.... sort complétement guérie. La guérison est constatée par les élèves du service qui avaient touché la malade à son entrée à l'hôpital.

Vers les derniers jours de 1862, j'ai rencontrée J. L... dans la rue ; elle était dans un tel état d'ivresse que c'est avec peine que j'ai pu tirer d'elle quelques renseignements sur son état. La guérison ne s'était maintenue que quelques mois ; et, quand je la rencontrai, elle sortait de l'hôpital. Je n'ai pu savoir dans quel état elle y était entrée et en était sortie.

Obs. VI. — *Abaissement ancien. — Antéflexion avec antéversion. — Engorgement considérable. — Faradisation utérine. — Guérison.*

Mme A..., quarante-cinq ans, cuisinière. Sentiment de pesanteur dans le bassin, gênant la marche.

Une couche autrefois. Ce n'est que longtemps après la couche qu'est survenu graduellement un abaissement assez marqué, sans que l'utérus soit jamais descendu jusqu'à la vulve. La gêne de la marche a augmenté lentement, mais progressivement. Antéflexion légère avec antéversion. Engorgement considérable intéressant le corps et le col de l'utérus.

Soulagée en mars 1863 par deux séances de faradisation recto-utérine.

Je revois cette malade en novembre. Depuis la fin de l'été, la marche est redevenue difficile. L'état physique de l'utérus est le même que lors du précédent examen.

Faradisation recto-utérine les 7, 11 et 14 novembre. Soulagement dès les premières séances.

Règles le 15.

Faradisation recto-utérine les 25 et 29 novembre et le 4 décembre.

Règles le 5, non douloureuses, durent trois jours, abondance moyenne.

Faradisation recto-utérine le 18.

Les règles du commencement de janvier sont presque nulles et suivies d'un peu de dyspnée. Nous sommes au début des malaises de la ménopause.

12 janvier 1864. La position de l'utérus est parfaitement normale ; à tel point que jugeant la faradisation de cet organe indiquée par la gêne de la respiration, je n'ose recourir au procédé recto-utérin. Le 12 janvier, donc, faradisation utérine annulaire, et conseil donné à la malade de revenir se soumettre à cette opération lorsque surviendront, du côté de la poitrine ou de la tête, les symptômes qu'autorise à attendre la période qu'elle va traverser.

Obs. VII. — *Antéflexion.* — *Faradisation utéro-sacrée.* — *Guérison.* (Obs. communiquée par M. le docteur Alfred Couriard, de Saint-Pétersbourg.)

Mme X..., vingt-huit ans, constitution frêle, tempérament sanguin lymphatique, pâle de peau et de muqueuses, mène une vie assez facile. Réglée à douze ans, elle s'est mariée à dix-sept et n'a jamais eu d'enfants. Depuis deux ans elle souffre d'une pesanteur dans le bassin, d'une assez vive douleur à l'orifice abdominal du canal inguinal droit, et d'une douleur sourde très-prononcée dans les lombes. Les règles sont peu abondantes et n'apparaissent qu'après de violentes coliques utérines.

L'appétit est bon, malgré de fréquentes douleurs d'estomac. Il y a un bruit de souffle manifeste dans les carotides. L'urine est normale, mais fréquemment expulsée.

Le museau de tanche est porté en arrière et à gauche, vers la symphyse sacro-iliaque; il est placé à 0,09, à 0,10 de la vulve. Entre le col et le corps de l'utérus se trouve un enfoncement dont le doigt ne sent pas la limite supérieure. Au spéculum, on voit à peine l'orifice cervical, tant il regarde en arrière. La sonde ramène un peu le col en avant; elle s'arrête à 0,04 de profondeur. Écoulement puriforme abondant.

30 avril 1862. Séance de faradisation de cinq minutes avec l'appareil portatif de Gaiffe; pôle négatif à la partie supérieure de la symphyse sacro-iliaque gauche; pôle positif à l'utérus. De la douleur se fait sentir d'abord à l'orifice abdominal du canal inguinal droit; puis elle passe à la symphyse pubienne et revient ensuite à son point de départ.

3 mai. Coliques utérines deux heures après la dernière séance. Dans la soirée du même jour, une course en voiture a produit une violente gastralgie. La nuit a été agitée. Le lendemain fut meilleur. Aujourd'hui, moins de flueurs blanches. Séance de farisation *ut suprà.*

5 mai. Les douleurs inguinale et lombaire sont sensiblement moindres. Les pertes blanches ont cessé et sont remplacées depuis ce matin par un écoulement muqueux transparent. Il y a sensation de pesanteur dans le bassin. Séance de faradisation de huit minutes *ut suprà.*

17 mai. Les règles ont paru le 5 au soir avec un peu de pesanteur dans le bassin, mais sans aucune douleur à droite. Elles ont duré plus que de coutume (neuf jours). La malade, qui a beaucoup travaillé et veillé fort tard, se plaint depuis hier d'avoir des flueurs blanches. Séance de faradisation de cinq minutes.

19 mai. Le coït s'est accompli hier dans une position peu ordinaire(?). Il a été suivi de douleurs; la leucorrhée a augmenté ainsi que le déplacement. Séance de faradisation de dix minutes.

22 mai. Il n'y a plus ni écoulement, ni douleurs. L'utérus est droit, autant qu'on en peut juger par le toucher et la sonde. Séance de faradisation de dix minutes.

25 mai. Même état que la dernière fois. Par précaution, je fais encore une séance de faradisation de cinq minutes.

3 décembre. L'utérus est en place, ainsi que le démontrent le toucher, la sonde et le spéculum. Il n'y a ni écoulement ni douleurs; les règles sont normales et ne sont accompagnées d'aucun facheux symptôme.

Obs. VIII. — *Antéversion avec latéroversion droite. — Faradisation sacro-utérine. — Guérison.* (Obs. communiquée par M. A. Couriard.)

Mme A. D..., âgée de trente ans, d'une forte constitution et d'une haute stature, d'un tempérament bilieux, a une profession sédentaire et vit dans de bonnes conditions hygiéniques. Réglée à dix-sept ans, elle eut alors une chlorose qui arriva au point d'empêcher la marche, et qui fut grandement améliorée par les ferrugineux. Mariée à dix-neuf ans, Mme D... vit disparaître les dernières traces de chlorose; à vingt-trois ans, elle accoucha d'un garçon. La tête de l'enfant, quoique d'un volune ordinaire, resta six heures au détroit inférieur; malgré l'emploi du seigle ergoté, l'accouchement dut être terminé au forceps. A vingt-sept ans, chute de la matrice, leucorrhée abondante, et. pendant longtemps, ménorrhagies. Depuis la cessation de ces pertes sanguines, la santé générale a été bonne; toutes les fonctions s'accomplissent bien. Depuis trois ans, cependant, il existe de la douleur à l'orifice abdominal du canal inguinal droit; cette douleur est plus vive quand la malade s'est fatiguée; elle empêche quelquefois Mme D... de mettre son corset. Le matin, au lever, la matrice est abaissée et le museau de tanche se trouve à 0,02 de la vulve; elle remonte un peu après une injection quotidienne d'eau froide aiguisée de vinaigre de toilette. Les règles sont le plus souvent normales quant à leur quantité et à l'époque de leur apparition. Quelquefois, néanmois, surtout après les fatigues exagérées, elles dégénèrent en véritables ménorrhagies: elles sont toujours précédées de pesanteurs dans le bassin, d'une augmentation de la douleur inguinale droite, et de douleurs du dos qui n'existent pas entre les époques. Il est fort rare qu'il y ait de la douleur dans la matrice : lorsqu'il en survient, elle est vive et de courte durée. Pas de pertes blanches; le coït est suivi de douleurs vives et prolongées.

Le toucher montre le museau de tanche placé assez haut; l'orifice extérieur regarde en arrière et à gauche la partie inférieure de la fosse iliaque gauche. Le col est ferme, insensible à la pression. Le vagin est ferme et contractile. Le col utérin présente au fond du spéculum sa partie antérieure; on ne voit qu'un bord de l'orifice vaginal du col, l'autre partie étant inaccessible par suite de la position de l'organe. Il est possible, au moyen du spéculum, comme avec le doigt, de ramener un peu et momentanément le col dans sa position normale. La sonde entre facilement dans la cavité utérine.

28 mars 1862. Séance de faradisation de cinq minutes. Pôle négatif au museau de tanche, pôle positif à la partie supérieure gauche du sacrum.

13 avril. Il y a eu de légères coliques utérines quelques heures après la dernière séance, douleurs qui ont été calmées immédiatement par un bain de siége tiède. Les règles ont paru le 2 de ce mois, sans provoquer aucune douleur. Cependant, la malade, ayant trop travaillé pendant une semaine, ressent de nouveau de la pesanteur dans le bassin. Séance de faradisation de cinq minutes.

7 mai. Il y a eu, à la suite de la dernière séance, des coliques utérines qui ont été calmées encore par un bain de siége. La douleur inguinale droite est beaucoup moindre. Règles le 26 avril, avec fort peu de pesanteur dans le bassin. Séance de faradisation *ut suprà*.

11 mai. Pas de douleurs utérines; encore un peu de douleur inguinale droite, mais plus faible qu'auparavant. Faradisation *ut suprà*.

15 mai. État très-satisfaisant. Plus de douleur dans l'aine. Le museau de tanche ne se trouve plus aussi bas le matin. Il n'y a pas eu de coliques après la dernière séance. Dix minutes de faradisation *ut suprà*.

18 mai. Mme A. D..., de son chef, prit hier un purgatif (sel de Guindre) qui a provoqué une dizaine de selles. La nuit a été mauvaise par suite de coliques utérines. La matrice est très-élevée, et le museau de tanche dans sa position normale. Il présente cependant une sensibilité exagérée à la pression. Il n'y a plus de douleurs spontanées. Séance de faradisation de sept minutes.

20 mai. Plus de douleur inguinale ni pelvienne. Le museau de tanche est in-

sensible à la pression. Séance de faradisation de dix minutes, pendant laquelle il est nécessaire de diminuer l'intensité des courants qui produisaient au niveau du col une douleur vive.

30 mai. La dernière électrisation a eu lieu alors que les règles s'annonçaient déjà par une augmentation du mucus. L'écoulement cataménial a duré jusqu'à la nuit dernière : un bain tiède pris hier soir en a provoqué le retour. Il n'y a eu, du reste, pendant tout ce temps, ni douleur, ni pesanteur dans le bassin. L'exploration, tant par le toucher qu'au moyen du spéculum, a prouvé hier matin que toutes les parties sont dans l'état normal.

17 mai 1863. Mme D... s'est toujours bien portée depuis la dernière exploration. Les règles sont venues régulièrement et sans douleur aucune. L'exploration montre aujourd'hui toutes les parties dans l'état le plus satisfaisant.

Obs. IX. — *Antéversion. — Aménorrhée. — Faradisation utérine prématurément interrompue. — Grande amélioration.*

Mme B..., trente ans environ, grasse et lymphatique, est venue me consulter à l'occasion de suffocations habituelles, s'accompagnant par instants de douleurs cardiaques lancinantes s'irradiant vers l'épaule. L'auscultation n'indique rien du côté du cœur. La malade est à peine réglée, et l'apparition de quelques gouttes de sang pâle qu'elle perd chaque mois, avec des retards, est très-douloureuse. La marche est rendue difficile par une sensation de pesanteur dans le bas-ventre et par les envies d'uriner qui reviennent à chaque instant.

Mme B... a eu deux accouchements, l'un il y a huit ans, l'autre il y a quatre ans environ. Tous deux ont dû être terminés au forceps. C'est de sa première couche que madame B... fait dater le début des accidents dont elle souffre aujourd'hui. Spasmes hystériques; migraines; leucorrhée abondante.

Le toucher montre l'utérus volumineux et pesant, un peu abaissé, sensible à la pression, renversé en avant au point que son axe est devenu presque horizontal. L'orifice extérieur du col est dirigé en arrière, et semble regarder un peu en haut à cause du développement exagéré de la lèvre antérieure du museau de tanche.

22 avril 1861. Faradisation recto-utérine. L'excitateur utérin est conduit sur le doigt qui a pratiqué le toucher. Le spéculum cylindrique ne permet pas de découvrir l'orifice cervical ni même d'en approcher assez pour y engager facilement un excitateur courbe.

25 avril. Les envies d'uriner ont été moins fréquentes. Faradisation recto-utérine.

29 avril. Cessation des envies d'uriner. La marche est plus facile; et madame B... a fait la veille une longue course à pied. La sensation de pesanteur hypogastrique est bien moins pénible. Faradisation recto-utérine. L'excitateur utérin, à peine courbé, peut être mis en place avec le spéculum.

1er et 3 mai, faradisation recto-utérine. Le col est un peu rouge, sensible à l'électrisation (sensibilité superficielle). Le mieux être a diminué un peu depuis trois ou quatre jours. Est-ce parce que l'époque menstruelle approche? — Dans cette supposition, j'ajourne la sixième séance.

Les règles, qui le mois précédent avaient paru le 9, se montrent cette fois le 11. Elles sont encore peu abondantes et pâles.

18, 21, 23, 25 et 27 mai, faradisation recto-utérine. Avant la dernière séance, le toucher permet de constater que l'antéversion a à peu près disparu, et que si l'orifice du col paraît encore dirigé vers la concavité du sacrum, cela tient évidemment à ce qu'il faut le chercher derrière une lèvre antérieure du museau de tanche volumineuse et procidente; l'abaissement persiste. Les symptômes sont réduits à ce qu'ils étaient après la troisième séance, c'est-à-dire avant la menstruation précédente.

Mme B... est forcée de retourner chez elle, loin de Paris. Je lui conseille de continuer à se faire faradiser l'utérus deux ou trois fois par mois dans la quinzaine qui précède l'apparition probable des règles. Je ne sais si cette prescription est suivie; j'ai de temps en temps, de la malade, des nouvelles bonnes mais vagues.

OBS. X. — *Gastralgie.* — *Hypochondrie.* — *Antéflexion et abaissement utérins.* — *Faradisation de l'utérus.* — *Guérison de l'antéflexion.*

Mme T..., vingt-cinq ans environ, ayant eu déjà deux couches heureuses, mais à la suite desquelles elle s'est peu soignée, vient me consulter pour une gastralgie très-douloureuse; il y a en même temps une hypochondrie très-prononcée.

Antéflexion à angle droit, très-aisément perceptible, grâce à l'absence d'empâtement des tissus au niveau de la flexion. Le col utérin, qui regarde en bas et un peu en arrière, repose sur le périnée. Leucorrhée abondante.

Dernières règles le 9 juillet 1861.

23, 26 et 29 juillet 1861, faradisation recto-suspubienne. Cessation des douleurs d'estomac; persistance des vertiges.

1er et 5 août, faradisation recto-suspubienne. Renvoyée au 20 août, les règles étant attendues prochainement.

Règles le 7 août.

20 août. Antéflexion notablement diminuée. Le fond du cul-de-sac vaginal postérieur est accessible. Une éruption furonculeuse aux fesses fait ajourner la faradisation. Les vertiges ont cessé.

Règles le 2 septembre, sans douleurs ; abondance moyenne.

20 et 27 septembre, faradisation recto-suspubienne. L'examen fait avant la dernière séance montre l'antéflexion complétement effacée; il reste un peu d'antéversion qui me paraît difficilement curable ou même incurable en raison de l'allongement hypertrophique du col dont l'extrémité inférieure appuie sur le périnée. Plus de leucorrhée; plus de gastralgie; persistance d'un sentiment de pesanteur au fondement. Cessation du traitement.

Je n'ai pas revu madame T...; j'ai su qu'elle avait eu depuis une couche heureuse

OBS. XI. — *Antéflexion.* — *Abaissement.* — *Cystocèle.* — *Traitement insuffisant.* — *Guérison presque complète de l'antéflexion, diminution de l'abaissement et de la cystocèle.* — *Persistance de l'antéversion.*

Mme Z..., de Hambourg, 34 ans, lymphatique, a deux enfants. Réglée toujours régulièrement, mais très-peu, souffre depuis douze ans d'une pesanteur dans le bassin, qui s'accompagne de douleurs inguinales et lombaires qui ont été toujours en augmentant, et rendent depuis longtemps la marche fort pénible. Mme Z... a consulté, il y a huit ans, son médecin qui a constaté une antéversion et l'a adressée à Scanzoni qui a conseillé les eaux de Kissingen.

Un an après, grossesse très-pénible.

Trois mois après l'accouchement, paraplégie qui dure trois mois.

Il y a un an, nouvelle consultation, à Berlin. On diagnostique une antéflexion et on prescrit un pessaire à tige (hystérophore de Roser) et des injections astringentes.

La malade vient me consulter en juillet 1867, et je constate : engorgement, antéversion avec antéflexion, abaissement léger, cystocèle.

Du 22 juillet au 10 août 1867, treize séances de faradisation recto-utérine. Abandon du pessaire à la seconde séance. Au bout de quatre ou cinq jours, la malade commence à faire à pied des courses assez longues.

Règles le 11 août. Durent cinq jours; d'abondance moyenne; sans trop de souffrance.

17 août. Engorgement bien moindre. L'antéversion persiste, mais la flexion est en grande partie effacée. Abaissement diminué; cystocèle à peine sensible.

17 et 19 août, faradisation recto-utérine. La malade est rappelée en Allemagne. Le médecin de Mme Z..., que j'ai vu en 1869, m'a dit qu'elle n'avait rien perdu, et que son état général était devenu meilleur.

Obs. XII. — *Abaissement. — Rétroflexion. — Faradisation. — Guérison.*

Mme B..., 30 ans environ, a eu deux couches et trois fausses couches. Les enfants venus à terme, le premier et le quatième, sont morts au bout, l'un de dix-neuf jours, l'autre de deux mois. Exostose volumineuse du tibia gauche; aucun autre signe imputable à la syphilis; les questions faites dans ce sens n'ont provoqué que des réponses négatives.

Les grossesses ont été difficiles : le dégoût des aliments et la prostration existaient au plus haut degré.

Depuis huit mois la faiblesse est extrême; elle est accompagnée de douleurs des muscles postérieurs du rachis, s'étendant de la région lombaire à la région cervicale et s'irradiant dans les bras. Depuis la dernière fausse couche, qui date de six semaines, ces douleurs sont devenues intolérables. Chaleur et tuméfaction douloureuse du cou qui offre une consistance uniformément molle sans empâtement. La tête est peu mobile et son attitude rappelle celle de l'arthrite cervicale. Je cherche s'il existe des tumeurs gommeuses et n'en trouve pas.

Pas de douleurs de tête; dents bonnes.

Abaissement de l'utérus et rétroflexion sans engorgement. Grande ulcération en entonnoir du museau de tanche. Règles douloureuses, à époques régulières, peu abondantes, de longue durée.

10 septembre 1867. Faradisation cutanée de la région cervicale postérieure. La séance, faite à deux heures, calme les douleurs jusqu'à onze heures du soir.

Du 11 au 18 septembre, six séances de faradisation vésico-utérine suivies de faradisation cutanée cervicale. Dès la seconde, je fais quitter la ceinture hypogastrique. Cessation des douleurs dorso-lombaires; diminution de la tuméfaction du cou. Un gramme d'iodure de potassium par jour.

Du 19 au 25 septembre, six séances de faradisation vésico-utérine.

Règles le 26, plus abondantes, moins douloureuses; durent encore une semaine, ce qui est moins que d'habitude.

18 octobre. L'abaissement est le même; la rétroflexion bien moindre.

Du 18 au 23 octobre, trois séances de faradisation vésico-utérine. Continuation de l'iodure de potassium.

Règles le 25 octobre, durent quatre jours, bien.

10 novembre. Abaissement moindre, utérus redressé. Faradisation vésico-utérine.

Règles le 21 novembre, durent cinq jours, bien.

30 novembre. La tuméfaction du cou a disparu; les douleurs rachidiennes ne sont pas revenues. Utérus droit. Leucorrhée médiocrement abondante depuis un mois.

La malade revient le 13 mai 1868. Elle a fait une fausse couche de deux mois le 1er avril. Je l'engage à reprendre l'iodure de potassium abandonné depuis plus de six mois. Il n'y a presque plus de leucorrhée; l'ulcération du col est très-réduite et en voie de cicatrisation. Le redressement de l'utérus persiste.

L'observation suivante est intéressante comme type de flexion avec brisure et comme exemple de la marche à suivre, en pareil cas, dans le traitement.

Obs. XIII. — *Rétroflexion. — Séances de faradisation rares et longtemps continuées. — Guérison.*

Mme B..., 32 ans, a eu deux couches heureuses; la dernière il y a dix ans. Depuis ce temps, douleurs pelviennes de siége variable, qui ont augmenté progressivement de fréquence et d'intensité; marche très-pénible. Hypochondrie. La malade, qui a peur du choléra, n'ose pas aller à la selle; depuis trois ans, elle ne cède à ce besoin qu'à la dernière extrémité. Gastralgie. Maux de tête presque continuels.

21 juin 1867. Abaissement de l'utérus et rétroflexion à angle droit, avec brisure très-perceptible; engorgement du corps; col granuleux; pas de leucorrhée. Les règles ont duré, en mars, du 10 au 25; elles ont manqué en avril, ont repris le 26 mai pour ne cesser que le 16 juin.

Du 21 au 25 juin 1867, quatre séances de faradisation vésico-utérine. Règles le 26 juin; douloureuses, la durée n'en a pas été notée.

Du 10 au 17 juillet, quatre séances de faradisation vésico-utérine. L'engorgement a à peu près cessé; l'abaissement a peu diminué; la flexion est sensiblement moindre; leucorrhée.

19 juillet. Crayon de paraffine au tannin; cautérisation du col à l'eau iodée.

20. Faradisation vésico-utérine.

Règles le 22 juillet, durant cinq jours, abondantes, précédées de coliques.

1er août. Le sommeil et l'appétit sont meilleurs; la marche est plus facile.

Du 1er au 9 août, cinq séances de faradisation vésico-utérine et une injection de crayon au tannin.

Règles le 21 août. Douleurs moindres; durent 5 jours, normales.

30 août. Rétroflexion bien moindre; la paroi fléchie est toujours très-amincie. L'abaissement est moins prononcé.

Du 30 août au 17 septembre, six séances de faradisation vésico-utérine.

Règles le 19 septembre. Durent deux jours, assez abondantes, sans grandes douleurs.

27 septembre. La rétroversion est maintenant nulle; il ne reste qu'un peu de flexion, ou plutôt une dépression transversale du col au niveau de l'ancienne brisure.

De septembre 1867 en août 1869, j'ai fait à cette malade de une à trois séances de faradisation vésico-utérine tous les mois. Sous l'influence de ce traitement patiemment continué, la paroi autrefois brisée a conservé la rectitude d'abord acquise et pris de la force. En août 1869, il ne reste au niveau de la flexion, qu'une dépression transversale peu marquée : le tissu du col y a repris de l'épaisseur et de la fermeté.

Quelques crayons au tannin ont eu raison de la leucorrhée quand elle a paru. Depuis longtemps, l'état général est beaucoup meilleur; les maux de tête et la gastralgie ont cessé. Seule la peur du choléra persiste, moindre cependant depuis que j'ai fait comprendre à la malade que le meilleur moyen de s'en garantir était de tenir l'intestin toujours vide.

Le traitement continue dans les mêmes errements.

Juin 1870. Les séances, réduites à une par mois, n'ont plus été suivies régulièrement. La dernière remonte à trois mois et demi. Le redressement persiste intact.

Obs. XIV. — *Ménorrhagies. — Anémie. — Algies. — Antéversion presque horizontale. — Faradisation. — Soulagement tardif. — Guérison.*

Mme J. L., 26 ans, a eu, il y a neuf mois, une couche facile. Un mois après, elle a été traitée pour une *névralgie générale* (?) qui a duré un mois.

Depuis, douleurs incessantes, plus fortes la nuit, dans les reins, le bas-ventre et les aines. La menstruation a lieu régulièrement tous les mois, très-abondante, avec caillots, durant de 8 à 10 jours; elle s'accompagne de violentes douleurs de reins. Anémie extrême.

Le 22 novembre 1862, je constate une antéversion presque horizontale, avec engorgement considérable limité au corps et abaissement médiocre. Leucorrhée abondante. Les dernières règles ont durée du 10 au 19.

Du 22 novembre au 8 décembre 1862, huit séances de faradisation recto-utérine ne procurent pas immédiatement le soulagement habituel, mais laissent persister, quoiqu'à un degré moindre, les douleurs de reins et de la région iliaque gauche qui n'offre d'ailleurs aucune tumeur ovarique et n'est pas empâtée.

Règles le 10 décembre, avec exaspération des douleurs, prenant, le 12, le caractère d'une métrorrhagie avec caillots; cessent le 18.

La malade se trouve bien jusqu'aux règles suivantes qui arrivent le 12 janvier, durent 8 jours, aussi abondantes, moins douloureuses.

Jusqu'aux règles suivantes, la malade va bien. Celles-ci arrivent le 12 février et durent 9 jours, aussi abondantes que d'ordinaire, et s'accompagnant de douleurs iliaque, inguinale et sciatique gauches beaucoup plus fortes que le mois précédent. Après la cessation des règles, les douleurs persistent.

Du 3 au 11 mars, cinq séances de faradisation recto-utérine. Les trois premières ont été suivies de faradisation cutanée de la région ilio-inguinale gauche qui a supprimé les douleurs. A partir du 8 mars, la malade va très-bien.

2 septembre 1863. L'amélioration a persisté. Les règles durent 5 ou 6 jours, toujours abondantes, mais sans caillots. Les douleurs nocturnes n'ont pas reparu; la marche est libre. Au moment des règles, les douleurs de reins se montrent seules. Depuis trois semaines, la leucorrhée a reparu; la miction est suivie de douleurs sourdes dans le bas-ventre. Engorgement beaucoup moindre; abaissement peu marqué; antéversion en grande partie corrigée.

Du 2 septembre 1863 au 25 février 1864, dix séances de faradisation recto-utérine à intervalles irréguliers.

27 février 1864. L'antéversion n'existe plus. Depuis trois mois, les règles, d'une abondance normale, ne durent plus que trois ou quatre jours.

J'ai eu des nouvelles de cette malade dans le courant de 1867 : la guérison se maintenait intacte, et l'état général etait devenu très-satisfaisant.

On trouvera plus loin un exemple d'antéflexion sur laquelle une grossesse paraît avoir exercé une influence favorable en corrigeant la flexion. Ces cas sont extrêmement rares; et dans celui auquel je viens de faire allusion, il s'agit peut-être, vu la jeunesse du sujet, du redressement d'une flexion congéniale. Le cas suivant offre un exemple d'un fait que je crois plus rare encore : le redressement d'une version chez une primipare de 40 ans.

Obs. XV. — *Antéversion. — Trois grossesses. — Guérison.*

Mme C. K., 39 ans, d'une constitution exceptionnellement belle, n'ayant jamais eu de grossesse, vient me consulter pour un peu de leucorrhée qu'elle se voit depuis un mois; en même temps, les digestions sont devenues laborieuses. Ces accidents l'inquiètent outre mesure.

4 octobre 1862. Antéversion marquée; abaissement; catarrhe cervical peu abondant.

Du 4 au 10, quatre séances de faradisation recto-utérine, suivies de l'introduction dans le col d'un pinceau fin chargé d'eau iodée très-concentrée. La leucorrhée cesse d'être appréciable, et je renvoie Mme K., cherchant surtout à la rassurer : sa santé est parfaite, et le traitement de l'antéversion qui persiste me paraît inopportun.

Depuis, Mme K. a eu trois grossesses terminées par des accouchements heureux, le premier en avril 1864, le dernier en janvier 1868. La sachant très-soigneuse de sa personne et soucieuse des choses de l'hygiène au point de ne jamais porter de corset, j'ai pensé que si la grossesse pouvait corriger une déviation, c'était évidemment dans un cas de cette nature. Le toucher, pratiqué en août 1870, m'a montré l'antéversion complétement corrigée ainsi que l'abaissement.

L'observation suivante fournit un curieux exemple d'insuccès dont la cause doit être attribuée à un vice de conformation du col que je n'ai jamais rencontré que cette fois.

Obs. XVI. — *Rétroflexion par vice de conformation du col. — Faradisation de la face antérieure de l'utérus. — Insuccès.*

A. L..., vingt-trois ans, couturière, est entrée le 24 avril 1862 dans le service de M. Michon, à la Pitié, salle Saint-Augustin, n° 21, parce que des douleurs pelviennes l'empêchaient de marcher.

Elle souffre depuis huit mois. Il lui semble, dit-elle, qu'on lui enfonce des épingles dans le bas-ventre. Depuis l'âge de dix-sept ans, elle est abondamment réglée toutes les trois semaines. Jamais de grossesse.

Abaissement. Rétroflexion sans rétroversion notable et sans engorgement sensible. Le col, long et grêle, est dirigé en arrière ; il n'est pas droit, mais forme une courbe à concavité supérieure; on lui trouve une dureté et une élasticité tout à fait anormales; il présente enfin une ulcération qui cédera à quelques lotions faites avec une solution faible de perchlorure de fer.

Dernières règles le 11 mai.

Faradisation vésico-utérine les 20, 21, 23, 26, 29 et 31 mai.

Règles le 3 juin, douloureuses, assez abondantes, durent six jours.

Faradisation vésico-utérine les 11, 13 et 16 juin.

Depuis le commencement du traitement, les douleurs ont plutôt augmenté que diminué.

Règles du 28 juin au 6 juillet, douloureuses, peu abondantes.

Faradisation vésico-utérine les 14, 16, 18 et 21 juillet. Les douleurs ont diminué et la malade demande à sortir. Le toucher n'indique aucun changement dans la position de l'utérus ni dans l'état du col qui ressemble toujours à un épais crochet de caoutchouc.

Le redressement des déviations et la cure des engorgements sont les conditions qui, dans les observations précédentes, m'ont surtout préoccupé. Dans celles qui vont suivre, les phénomènes douloureux, convulsifs ou paralytiques tiennent le premier rang. Ayant vu des accidents de cette nature calmés par la faradisation utérine chez des femmes électrisées en vue des effets mécaniques des contractions de la matrice, je me suis trouvé conduit à essayer ce moyen contre les diverses manifestations dites hystériques, ne cherchant plus dans la situation de l'utérus que la raison d'adopter tel procédé de faradisation à l'exclusion des autres.

Obs. XVII. — *Chlorose et névralgies. — Antéversion et engorgement utérins. — Séances de faradisation en trop petit nombre. — Amélioration.*

En août 1858, Mme R..., âgée de vingt ans environ, eut, vers la fin d'une grossesse, des métrorrhagies assez abondantes. Lorsque je fus appelé, l'écoulement du sang était arrêté; le travail venait de commencer. Douze heures après, je terminai l'accouchement par une application de forceps que rendaient nécessaire l'absence des contractions et l'arrêt du fœtus au-dessus de la vulve. Le placenta fut amené une demi-heure plus tard. La quantité de sang perdu pendant et après les manœuvres ne fut pas considérable; mais la malade était très-affaiblie par les hémorrhagies antérieures.

Ce n'est qu'en novembre 1860 que je revis Mme R...; son état était alors le suivant :

Chlorose sans anémie ; souffle cardiaque et carotidien ; palpitations fréquentes et douloureuses par élancements ; algie dorso-intercostale droite ; impossibilité de se baisser sans éprouver une sensation qui fait croire à l'issue de l'utérus par la vulve ; leucorrhée abondante ; règles extrêmement copieuses et revenant à des intervalles très-rapprochés (3 et 26 juillet, 19 août, 10 septembre, 2, 14 et 31 octobre) ; utérus pesant et volumineux ; antéversion et antéflexion peu considérables.

Les 8, 12 et 15 novembre, faradisation de la face postérieure de l'utérus par des courants induits de haute tension. Les règles reviennent le 26 novembre seulement. Le sang, au dire de la malade, est plus rouge, mais toujours abondant. Mme R... peut, sans difficulté, ramasser une épingle à terre.

Le 13 décembre, quatrième séance.

Les règles reviennent le 21 ; elles sont beaucoup moins abondantes ; leur établissement a encore été douloureux.

Depuis un mois bientôt l'algie intercostale a disparu ; les palpitations sont plus rares et non douloureuses ; le teint est meilleur, les chairs plus fermes.

Le 12 février 1861, cinquième séance. Les règles avaient paru le 12 janvier et le 3 février, assez abondantes encore, mais sans causer de douleurs.

Allait bien en 1866. Rechute en 1869, sur les détails de laquelle je manque encore de renseignements.

OBS. XVIII. — *Accidents nerveux anciens : catalepsie, convulsions toniques et cloniques, chorée, contracture permanente des adducteurs du membre inférieur gauche, algies multiples. — Engorgement et antéversion de l'utérus. — Faradisation longtemps continuée. — Guérison à peu près complète et persistante.*

C. C..., femme de chambre, âgée aujourd'hui de vingt-neuf ans, présentait, lorsque je la vis pour la première fois (décembre 1861), des accès convulsifs de deux à trois heures de durée avec perte de connaissance, accès qui se reproduisaient de deux à quatre fois par jour. L'état de la malade était fort triste pendant les intervalles des crises : elle était alors tourmentée par des mouvements choréiques, du hoquet et des vomissements. Enfin, une torsion permanente de la jambe gauche en dedans, avec refroidissement de ce membre, ne permettait pas la station debout et forçait C. C... à garder le lit.

La malade fait remonter le début de ses attaques convulsives à une frayeur qu'elle a eue à l'âge de dix-huit ans, frayeur qui détermina un brusque arrêt des règles.

Une couche à vingt-trois ans. L'accouchement se fit spontanément, mais le travail dura près de cinq jours, les contractions faisant défaut. A la suite de cette couche, des accidents variés nécessitèrent l'entrée de la malade à l'hôpital Cochin, dans le service de M. Beau. Ses souvenirs sur cette époque sont fort vagues ; néanmoins elle devait être sujette à des accidents convulsifs avec perte de connaissance, car, à la suite d'une chute faite dans ces conditions, elle eut une luxation de l'épaule qui fut réduite par M. Nélaton dans le service duquel elle resta deux mois.

En 1858, attaques convulsives fréquentes et violentes, crampes d'estomac, frayeurs continuelles, règles supprimées depuis sept ou huit mois. La malade entre à la Charité, dans le service de M. Briquet. On se contenta d'abord de l'emploi des bains. Effet ou coïncidence, les attaques redoublèrent. L'une d'elles eut lieu dans le bain ; c'est de cette dernière que datent les convulsions cloniques des membres dont il sera question plus loin. Ce jour-là, C. C... se mordit la langue et perdit, pour quelques heures, l'usage de la parole ; quand elle voulait parler, elle aboyait. Fortes douleurs dans le ventre. M. Briquet opposa à cette affection l'administration de la valériane sous toutes les formes, les lavements d'assa fœtida, la morphine, l'éther. Des vomitifs furent aussi donnés plusieurs fois ; ils amenaient un refroidissement général et des pertes de connaissance sans convulsions. Après ces tentatives infructueuses, on essaya des évacuations sanguines et des bains prolongés. En douze jours, on fit une saignée et l'on appliqua, en plusieurs fois, 250 sangsues et des ventouses scarifiées. Tous les jours, un bain de deux heures. L'état de la malade ne fut pas amélioré.

L'électrisation douloureuse de la peau pendant les accès convulsifs calma un peu la violence de ceux-ci.

C'est pendant cette période du traitement que débutèrent une paralysie plus prononcée à gauche qu'à droite, et des vomissements qui ne permettaient de garder aucun aliment. — Fer réduit, — vin de quinquina, — vésicatoire à l'épigastre, — application des ventouses Junod, qui fit reparaître un peu les règles. Les attaques convulsives devinrent moins fortes, et les mouvements choréiques cessèrent. Après cinq mois de séjour à l'hôpital, la malade sortit, vomissant toujours et privée de l'usage de ses jambes.

Trois mois de repos amenèrent une amélioration assez grande pour que C. C... crût pouvoir rentrer en condition ; mais, au bout de trois autres mois, les attaques convulsives avec perte de connaissance et la chorée reparurent avec une grande intensité. La maîtresse de C... la fit soigner chez elle : on se contentait de l'électrisation cutanée, qui diminuait la violence des accidents, et procurait quelques jours de calme relatif. Peu à peu, une amélioration notable survint.

Un soir, C... étant en course, perdit connaissance dans la rue, et fut transportée à l'hôpital Beaujon, dans le service de M. Moutard-Martin. — Bains, — douches, — vomitifs. Ceux-ci durent être abandonnés, parce qu'ils déterminaient les mêmes accidents qu'à la Charité. — Électrisation cutanée; amélioration. Au bout de six mois, les attaques convulsives étant devenues plus rares, la malade demanda sa sortie, malgré l'avis de M. Moutard-Martin, qui prédit une rechute. Celle-ci eut lieu à l'asile du Vésinet, où les attaques reparurent jusqu'à trois fois par jour. Retour de C... dans sa famille. Nouvelle attaque dans la rue; C. est encore conduite à l'hôpital Beaujon, dans le service de M. Moutard-Martin. A cette époque (août 1860) l'écoulement menstruel était devenu continuel, avec une simple recrudescence au moment des époques. Vomissements continuels ; salivation abondante; renvois acides; selles mêlées de sang. Fissure à l'anus opérée par M. Huguier, par la dilatation brusque. La malade fait dater de cette époque une constipation opiniâtre qui ne devait cesser qu'en 1862.

Depuis le mois d'août 1860 jusqu'à la fin de 1861, les accidents convulsifs ont persisté; des phénomènes paralytiques et des contractures s'y sont ajoutés : ainsi, le bras gauche a été une fois immobile pendant quinze jours; en même temps, les doigts de la main gauche restaient irrésistiblement fléchis. Pareil accident est arrivé à la jambe gauche qui s'est tordue de dehors en dedans, le pied présentant en avant sa face externe et supérieure; ici, les accidents eurent tout de suite leur summum d'intensité, ce qui indique qu'il s'agissait d'une contracture des muscles raccourcis et non d'une paralysie primitive de leurs antagonistes; en même temps, la température du membre était très-abaissée.

La malade, fort intelligente, m'a remis un mémoire étendu sur ce qu'elle a éprouvé aux différentes périodes de son affection, et sur ce qu'elle a entendu des conférences cliniques dont elle a été le sujet. « Depuis une attaque à la Charité, dit-elle, pendant laquelle j'ai perdu connaissance de deux heures de l'après-midi jusqu'au lendemain onze heures, les attaques ont changé de forme; j'ai eu de l'extase, la catalepsie, mais non l'hystérie. Je n'ai jamais eu ni la boule ni le clou. » Les attaques s'annoncent longtemps à l'avance (de une à vingt-quatre heures), par des palpitations, du hoquet, des frissons, un claquement de dents, des vomissements, des crampes d'estomac, un grand mal de tête, des vertiges, du trismus, des écoulements par le nez. Les attaques sont, vers l'époque des règles, plus fréquentes, plus fortes et plus longues. Les accès ne se terminent pas par des larmes ni par des urines abondantes et claires; ils sont, au contraire, précédés par ces phénomènes. De temps en temps surviennent deux ou trois jours de toux sans rhume. Paralysie complète pendant les attaques, avec conservation des sensations tactiles quand il n'y a pas en même temps perte de connaissance. Contre les vomissements, on avait essayé sans succès la glace à l'intérieur et la poudre de charbon. La strychnine, l'eau de laurier-cerise avaient été aussi administrées sans résultat.

Lorsque M. Sée prit le service, vers le milieu de novembre 1861, il opposa d'abord aux vomissements l'application sur l'épigastre d'une vessie pleine d'un mélange de sel et de glace pilée. Les vomissements furent aussitôt arrêtés.

Lorsque je vis la malade, le 12 décembre 1861, elle avait chaque jour deux ou trois attaques convulsives de deux heures environ chacune avec perte de connaissance. Pendant ces attaques, les bras se tordaient derrière le dos, et la jambe droite se ployait sous le siége; l'attaque passée, les efforts des assistants étaient nécessaires pour ramener cette jambe et les bras dans leur position normale. Vers la fin des crises, les secousses des membres et du tronc diminuaient quelquefois, et faisaient place à un état cataleptique. Le membre gauche, refroidi et enveloppé dans de l'ouate, se trouvait dans l'état de torsion permanente décrit plus haut. Douleurs au genou droit; algies intercostales; céphalalgie frontale continuelle; insomnie; météorisme intestinal et stomacal; sensations de mouvements convulsifs dans le bas-ventre et dans les parties génitales externes avant les attaques, et quelquefois pendant les règles. — Depuis un an, métrorrhagie continuelle peu abondante, devenant très-abondante aux époques menstruelles. L'année précédente, la malade avait vu cinq fois; trois seulement l'année d'avant. Leucorrhée abondante.

A cette époque, j'avais obtenu déjà quelques heureux résultats de la faradisation de l'utérus contre les phénomènes convulsifs et algiques de nature hystérique. Le cas actuel me fournissait une remarquable occasion d'établir l'efficacité de ce moyen. Je pratiquai donc le toucher, pour savoir à quel procédé de faradisation utérine il convenait d'avoir recours : je reconnus ainsi une *antéversion* avec *antéflexion*. L'orifice cervical de l'utérus était assez ouvert pour admettre l'extrémité du doigt.

14 décembre. Faradisation recto-utérine. Au bout de quatre à cinq minutes, cette première séance est interrompue par une attaque : d'abord catalepsie, puis soubresauts des attaques hystériques, convulsions respiratoires, trismus, contractions cloniques des orbiculaires des paupières. Le tout dura un quart d'heure environ. La connaissance était perdue.

Des courants d'induction de haute et basse tension dirigés, pendant l'attaque, d'une main à l'autre, ne m'ont pas paru modifier d'une manière appréciable la physionomie des accidents. Les courants de haute tension arrachaient à la malade des cris violents sans rappeler la connaissance.

17 décembre. — Deuxième séance de faradisation recto-utérine. — Dans la journée, anxiété respiratoire, palpitations, bouffées de chaleur; mais pas d'attaque.

La nuit du 18 au 19 est la meilleure que la malade ait eue depuis plusieurs années; elle ne s'est réveillée qu'une fois. Les doigts du pied gauche commencent à pouvoir faire quelques mouvements.

19 décembre. Troisième séance. Du hoquet dans la journée.

Le 20, au matin, une attaque convulsive, la première depuis celle du 14. Les nuits continuent à être bonnes: peu d'appétit. Le suintement métrorrhagique a cessé depuis plusieurs jours.

21, 23 et 25 décembre, quatrième, cinquième et sixième séances de faradisation recto-utérine. Rien de nouveau.

Le 25, à trois heures du soir, une attaque; la nuit suivante, menace d'une attaque qui n'a pas eu lieu. Le 26, hoquet le matin, coliques sans diarrhée, nuit sans sommeil.

Le 27, septième séance. Hoquet dans la journée; pas de sommeil la nuit. Coliques utérines et seins douloureux comme à l'approche des règles.

1er janvier 1862. Un accès; trois heures de hoquet; vomissements; mouvements choréiques; deux nuits sans sommeil. La malade venait d'être transférée à la Pitié, où l'avait emmenée M. Sée.

Règles abondantes le 2 janvier.

3 janvier, une attaque. 4 janvier, nouvelle attaque pendant la visite. Ces crises sont plus courtes qu'autrefois.

8 janvier. Une forte attaque dans la journée; une autre le 10, pendant la visite, avec prédominance de la forme choréique.

10 janvier. Attaque choréique, pendant laquelle je fais une huitième séance de faradisation recto-utérine. Pendant la faradisation, l'attaque change de forme : la chorée fait place à une catalepsie complète avec opisthotonos, trismus, sanglots, convulsions de la paroi abdominale. La vue est très-affaiblie.

Le 11, la vue revient. Mobilité plus grande du pied gauche.

13 janvier. Neuvième séance de faradisation recto-utérine.

15 janvier. C... retire l'enveloppe ouatée qui recouvrait la jambe gauche; elle est obligée de la reprendre le lendemain.

15 et 17 janvier, dixième et onzième séances de faradisation recto-utérine. Une attaque le 18 au soir; une autre le 19 au matin. Ces attaques sont violentes mais courtes. Le suintement métrorrhagique a reparu.

20 janvier. Douzième séance.

21. La jambe gauche est développée de nouveau, et cette fois définitivement.

22 janvier. Treizième séance.

23 janvier. Journée mauvaise; mais pas d'attaque. Le temps est très-orageux.

24 et 27 janvier, quatorzième et quinzième séances. Catalepsie pendant la dernière, durant dix minutes et faisant place à des mouvements choréiques.

28 janvier. La jambe gauche n'a pas froid; elle a repris assez de mobilité pour que la malade puisse marcher un peu en la traînant. Le suintement métrorrhagique, qui avait cessé de nouveau, a un peu reparu.

29 janvier. Seizième séance. L'antéversion n'est pas modifiée d'une manière appréciable.

Règles le 30 au soir. Elles sont arrêtées dans la nuit du 31 au 1er février par la frayeur que cause à la malade une de ses voisines atteinte d'éclampsie.

Une attaque le 31 au soir; deux le 1er février; hoquets, vomissements et douleurs de la jambe gauche toute la journée du 2. Retour des règles le 3, pendant la visite; elles cessent le lendemain.

7 et 9 février, faradisation recto-utérine, tamponnement au coaltar. La jambe gauche commence à pouvoir exécuter quelques mouvements de flexion. Leucorrhée toujours abondante.

Une attaque le 11; c'est la première depuis le 31 janvier.

12 et 14 février, faradisation recto-utérine et tamponnement. L'antéversion diminue un peu. Excellente journée le 14.

17 février. Hier et avant-hier, hoquets et vomissements. Faradisation recto-utérine, immédiatement suivie d'une attaque; mouvements cloniques d'abord, catalepsie ensuite. L'attaque entière ne dure pas plus de dix minutes après lesquelles la malade se trouve mieux.

Dans la nuit du 17 au 18, une attaque sans perte de connaissance; c'est la première fois que cela arrive. Le 18, quelques mouvements choréiques; le reste de la journée se passe bien; bonne nuit.

19 et 21 février, faradisation recto-utérine. Le 21, la malade peut assez plier sa jambe gauche pour mettre le pied dans le sabot du lit spéculum; elle commence à marcher dans la salle, soutenue ou tenant avec les mains les barres des lits.

24 février. Faradisation recto-utérine. Depuis la dernière séance, je me sers du spéculum pour introduire l'excitateur utérin dans l'orifice cervical, maintenant accessible. Le col est le siége d'une ulcération que je cautérise au nitrate d'argent d'abord, puis au perchlorure de fer, ulcération qui guérit en un mois environ.

26 février. Faradisation recto-utérine. Une attaque assez forte, mais de courte durée, dans la journée.

28 février. Faradisation recto-utérine.

Règles le 1er mars; cessent le 3; assez abondantes.

10 mars. Faradisation recto-utérine. Une attaque le soir, provoquée peut-être par la frayeur que cause à C. une malade voisine.

12 mars, faradisation recto-utérine. Marche de mieux en mieux; n'a plus besoin d'être soutenue.

14 et 17 mars, faradisation recto-utérine.

18 mars. Se fait descendre au jardin. Une petite attaque avec quelques minutes de perte de connaissance.

19, 21 et 24 mars, faradisation recto-utérine. Descend seule au jardin; marche beaucoup et se fatigue pour quelques jours.

26 mars. Faradisation recto-utérine. Pour la première fois, sensation nette des premières douleurs de l'accouchement; les courants employés sont de basse tension; mais il faudra bientôt, la sensibilité de l'utérus augmentant, leur substituer ceux de haute tension.

Le 26, C. apprend la mort de son père. Extase et catalepsie de quatre heures du soir au lendemain matin sept heures, sans perte de connaissance. Métrorrhagie légère pendant l'attaque.

28 mars. Faradisation recto-utérine.

Règles le 28 au soir; durent jusqu'au 2 avril.

Le 4, C. va voir sa famille, à Montmartre, conduite par une infirmière; elle marche bien maintenant et descend tous les jours au jardin.

7, 9, 11 avril, faradisation recto-utérine. En arrivant à la séance du 11, la malade dit couver une attaque. Celle-ci a lieu, en effet, aussitôt après la faradisation : catalepsie et mouvements cloniques; cinq minutes au plus de durée.

14 avril. Malaise. Faradisation recto-utérine. Une attaque cinq minutes après : chorée, mouvements cloniques, puis catalepsie. Le lendemain, tout va bien.

18, 21, 23 avril, faradisation recto-utérine.

La marge de l'anus est douloureuse; il s'y forme un abcès que j'ouvre le 26 et panse avec une mèche.

Règles du 27 au 29, suivies de deux jours de malaise : hoquets, vomissements, quelques mouvements choréiques.

2 mai. Va mieux. Faradisation recto-utérine. Une douche froide médiocrement supportée; la réaction ne s'établit que très-difficilement. L'antéversion est toujours très-prononcée; j'augmente la courbure de l'excitateur rectal.

14 et 16 mai, faradisation recto-utérine. Tout va bien.

Le 17 au matin, une attaque assez forte. Hoquets; vomissements.

19, 20, 21, 23, faradisation bi-inguino-utérine. La jambe gauche n'a pas encore recouvré sa sensibilité tactile. J'ai oublié de noter précédemment que, dans cette jambe, il existait de l'analgésie avec des douleurs spontanées. Ces deux derniers symptômes ont lentement disparu ensemble.

Le 24, la jambe gauche redevient rigide et tordue comme auparavant. Frisson; une attaque.

Règles le 25, sans douleurs, abondantes.

Une petite attaque le 31. Vomissements; hoquet. La jambe gauche a conservé sa température normale. Faradisation recto-utérine.

2 juin. Depuis la dernière séance, hoquet, vomissements, fièvre. Faradisation recto-utérine.

4 juin. Faradisation recto-utérine. La pression dont les mains sont capables en se fermant est de 21 kilogrammes pour la main droite, de 10 seulement pour la gauche.

Petites attaques le 6 et le 7. Elles sont arrêtées par les inhalations de chloroforme. La malade se trouve mieux après l'attaque du 7.

11 juin. Faradisation recto-utérine. La malade accuse un affaiblissement des mains; le dynamomètre ne donne plus que 13 kilogrammes à droite, 9k 5 à gauche.

13 juin. Faradisation recto-utérine. Les mains sont toujours faibles : 16 kilogrammes à droite, 13 à gauche. La constipation, qui avait cédé en janvier, se reproduit.

16 juin. Faradisation recto-utérine. Va mieux; recommence à marcher.

18 et 20 juin, faradisation recto-utérine. Le mieux se soutient. L'antéversion diminue un peu.

Règles du 20 au 22; abondantes. Pendant les règles, douleurs dans les jambes. Une attaque le 21. Nouvelle attaque le 25, longue, précédée de hoquet, suivie de vomissements.

27 et 30 juin, faradisation recto-utérine. Pression des mains : 20 kilogrammes à droite, 17 à gauche. Bien depuis le 27.

2 juillet. Depuis le 30, du hoquet et quelques vomissements. Faradisation recto-utérine et faradisation cutanée sous-costale.

3 juillet. Une attaque.

4 juillet. Faradisation recto-utérine. Une longue attaque le soir. Nuit bonne.

7, 9, 11, 14, 16, 18 juillet, faradisation recto-utérine. Va bien.

Règles du 18 au 21; abondantes, accompagnées de douleurs thoraciques et de maux de tête.

Une attaque légère le 23.

25 et 30 juillet, 1er et 5 août, faradisation recto-utérine.

8 août. La contracture avec déviation en dedans de la jambe gauche, qui avait cessé de nouveau depuis quelque temps, s'est reproduite subitement hier soir. Douleurs de la cuisse. Faradisation recto-utérine.

Une attaque le 9, suivie de trois jours de diarrhée.

12 août. Faradisation recto-utérine. La jambe va mieux.

Règles dans la nuit du 13 au 14, sans douleurs.

Le 16, une attaque : rire, bouche déviée à gauche, langue sous les dents, chorée du côté gauche. Cette attaque dure de une heure du soir jusqu'au lendemain matin ; on y met fin par des inhalations de chloroforme.

18 août. Une petite attaque. La jambe gauche va bien.

20 août. Faradisation recto-utérine.

A partir de cette date, je trouve des lacunes dans mes notes. Mes visites à la Pitié se sont réduites à deux par semaine; mais je faradisais C. C... chaque fois, excepté pendant la semaine qui suivait les règles. L'amélioration a été en se prononçant de plus en plus, avec de courtes alternatives de bien et de mal reproduisant celles indiquées depuis le commencement de l'observation. Il y a eu trois attaques dans le mois d'août. Le 27 août, la pression des mains mesurait 27 kilogrammes à droite et 22 à gauche.

Menstruation de septembre douloureuse, mais sans attaque. Deux attaques dans ce mois.

Dans la première quinzaine d'octobre, une attaque seulement le jour de l'arrivée des règles qui furent douloureuses.

Envoyée au Vésinet le 15 octobre, C. C... s'y est trouvée moins bien qu'à la Pitié; les attaques ont été plus fréquentes que dans les derniers mois, et tous les phénomènes douloureux et convulsifs plus marqués. Le traitement a consisté en inhalations de chloroforme pour arrêter les attaques, bains sulfureux tous les deux jours, préparations de valériane à l'intérieur, faradisation cutanée au niveau des parties douloureuses.

Sortie du Vésinet le 10 décembre 1862.

Depuis sa sortie, C. C... est venue chez moi, d'abord deux, puis une fois par semaine. Au commencement de 1863, elle a pu travailler en journée à la couture. Depuis plusieurs mois elle est entrée chez un de mes amis où elle fait un très-bon service. Sans être exempte des malaises passagers auxquels sont sujettes la plupart des femmes nerveuses, C... jouit aujourd'hui d'une santé relativement très-bonne. La continence lui réussit; elle a pu cependant s'en départir sans autre inconvénient qu'un peu de malaise cessant vite avec l'éloignement de la cause. Quand elle se sent moins bien que d'habitude, C... vient réclamer une faradisation utérine; deux fois, cette année, elle est venue chez moi m'annonçant une attaque prochaine que la faradisation a immédiatement amenée. C'est là un fait intéressant, et qui, pour moi, ne constitue pas une contre-indication. Ces attaques provoquées par l'électrisation ont toujours été courtes et suivies d'un soulagement marqué. En comptant les deux que je viens de signaler, les attaques de 1863 ont été au nombre de quatre seulement. Nous continuons à faradiser l'utérus de deux à quatre fois par mois. L'antéversion, moindre qu'autrefois, n'est cependant pas corrigée.

Le sujet de cette observation va quelquefois dans les hôpitaux faire visite aux sœurs dans les salles desquelles elle a passé; MM. Sée et Moutard-Martin ont pu, à Beaujon, constater son état actuel.

Vers la fin de 1865, C. est entrée à mon service. Pendant un peu plus d'un an qu'elle y est restée, elle n'a eu que deux crises convulsives légères. Les séances de faradisation ont été petit à petit supprimées tout à fait.

C. a quitté mon service pour se marier. Bien que sa situation matérielle en soit devenue moins bonne et son travail plus fatiguant, elle n'a plus eu que deux crises, dont une pendant une grossesse survenue quelque temps après. Accouchement, en 1867, d'une fille bien constituée, que C. a nourrie. Le travail a duré cinq jours, sans présenter d'autre anomalie que son extrême lenteur.

Trois mois après, l'antéversion persistait.

Nouvelle grossesse (fin 1868), s'accompagnant de douleurs pelviennes fréquentes et assez intenses pendant le dernier mois. Les accidents convulsifs n'ont pas reparu, et l'état général s'est maintenu bon. Accouchement heureux en août 1869, après un travail de moins d'une heure. La fin de la grossesse ayant été fort pénible, la crainte d'un travail trop prolongé m'a fait, dès le début, recourir au chloroforme (1).

Obs. XIX. — *Paraplégie hystérique. — Faradisation utérine. — Guérison.*

Mme L..., vingt-cinq ans, mère de deux enfants, m'est amenée en mars 1862 pour une paraplégie incomplète. La contractilité des muscles des jambes était très-affaiblie, quoique ces membres eussent conservé leur volume normal.

En interrogeant les antécédents de la malade, je ne trouvai rien qui pût expliquer la paraplégie par une lésion spinale ou par une intoxication; mais des indications qui me furent données par madame L... et par son mari, il résultait qu'elle présentait ou avait présenté presque tous les symptômes convulsifs, algiques et paralytiques de l'hystérie. L'emploi des ferrugineux et un traitement hydrothérapique avaient été suivis d'une aggravation de tous les accidents.

Je songeai, en conséquence, à traiter cette affection par la faradisation de l'utérus, et pratiquai le toucher pour me guider dans le choix du procédé à employer. L'utérus était en antéversion très-prononcée, abaissé, un peu engorgé; la faradisation recto-utérine était donc indiquée.

Quatre séances furent faites les 26 et 29 mars, 6 et 16 avril.

Règles le 19 avril, moins abondantes que d'habitude, durent huit jours, non douloureuses. Quelques jours après leur cessation, la malade marche mieux et fait de courtes promenades.

1er et 3 mai. Faradisation recto-utérine. Une ulcération du col est touchée avec l'eau iodurée-iodée. Le 2, il était survenu de la nyctalopie.

(1) Les inhalations chloroformiques sont, pour moi, surtout indiquées dans les cas d'inertie utérine, non pas en vue de supprimer la douleur, mais dans le but de faciliter les contractions réflexes :

« La section de la moelle épinière est suivie d'une exaltation des propriétés motrices et sensitives dans les parties inférieures à la section, exaltation qui peut être constatée par l'examen des phénomènes réflexes.

« Ce fait doit conduire à admettre que les exagérations de la motricité et de la sensibilité qui s'observent dans les maladies sont liées à des paralysies incomplètes de l'ordre des paralysies cérébrales de Marshall Hall; et je suis convaincu que la grande utilité du chloroforme dans la pratique obstétricale tient surtout à ce qu'en vertu de ses propriétés anesthésiques il détermine des paralysies cérébrales passagères capables d'augmenter la production des contractions réflexes, lorsque celles-ci sont insuffisantes pour amener l'expulsion du fœtus. » (*Des applications de l'électricité à la médecine*, 1867.)

6, 8, 10, 13 mai, faradisation recto-utérine; cautérisation à l'eau iodurée-iodée. La marche est un peu meilleure; le sommeil est revenu. De temps en temps il y a cependant encore des hoquets et des vomissements.

Règles le 15 mai, durent huit jours; d'abondance moyenne.

La semaine qui suit les règles est mauvaise; hoquets, douleurs de reins, marche difficile. La position de l'utérus n'a pas changé d'une manière appréciable.

Faradisation utérine les 27, 29 et 31 mai, 3 et 5 juin. Une amélioration lente, mais évidente, est survenue. Madame L... peut faire d'assez longues courses et monte facilement les escaliers. Je conseille une saison de bains de mer.

Je n'ai plus revu cette malade et n'ai pu savoir comment s'était comportée sa déviation; mais j'ai su par son mari qu'elle était revenue bien portante à Paris, et qu'à la fin de 1863 la guérison se maintient.

Obs. XX. — *Paraplégie. — Dysménorrhée. — Abaissement. — Rétroversion. — Faradisation utérine. — Guérison de la paraplégie. — Diminution de l'abaissement. — Grande diminution de la rétroversion.*

Mme de T., de Moscou, 29 ans, nullipare, m'est adressée pour une paraplégie qui date d'un an environ. En s'appuyant sur un bras, elle peut se tenir debout et faire quelques pas; soutenue par deux personnes, elle peut descendre quelques marches d'escalier; mais il lui est impossible de monter. La contractilité musculaire est conservée, peut-être un peu exagérée.

Jusqu'à 24 ans, alternatives d'aménorrhée et de ménorrhagies douloureuses. A 24 ans, aménorrhée complète et accidents inflammatoires (?). A suivi, à Wurzbourg, sous la direction de Scanzoni, un traitement dont elle s'est bien trouvée; mais l'aménorrhée n'a pas été modifiée. Les règles ont enfin reparu, il y a dix-huit mois, peu abondantes et très-douloureuses. Leucorrhée sans ulcération du col. Dyspepsie. Anémie extrême. Grande irritabilité sans convulsions. Insomnies.

Abaissement et rétroversion de l'utérus.

Du 13 au 19 octobre 1864, 7 séances de faradisation sus-pubio-utérine, un tamponnement avec pommade au tannin, 5 séances de faradisation cutanée de la région lombaire qui est le siége de douleurs sourdes et persistantes.

La malade peut rester plus longtemps debout, aller et venir dans sa chambre en s'appuyant seulement aux meubles. L'appétit et le sommeil sont meilleurs, l'irritabilité moindre. Presque plus de leucorrhée.

Du 19 au 26, 7 séances de faradisation sus-pubio-utérine, avec faradisation humide lombo-poplitée.

Règles dans les derniers jours d'octobre, plus abondantes, avec retour des douleurs dorsales.

Absence d'un mois environ.

25 novembre. Le mieux a progressé; la rétroversion est un peu moindre. Faradisation abdomino-utérine.

26 novembre. Règles, non douloureuses, abondantes, durent trois jours.

Du 1er au 5 décembre, 4 séances de faradisation abdomino-utérine et deux séances de faradisation cutanée du genou gauche dont l'inertie favorise la claudication. Mieux très-sensible.

Le traitement fut, pendant un voyage que je fis alors, borné à la faradisation cutanée des parties qui se montraient accidentellement douloureuses : jambe gauche et région dorso-spinale.

A mon retour, en mars 1865, l'état général et la marche étaient assez satisfaisants; l'abaissement et la rétroversion persistaient.

Du 25 mars au 10 avril, 14 séances de faradisation alternativement vésico-utérine et bi-inguino-utérine, et 7 séances de faradisation cutanée lombaire. Progrès rapides : la malade fait d'assez longues promenades en s'aidant seulement d'une canne; l'état général est satisfaisant; l'abaissement est moindre; la rétroversion à peine marquée.

Mme de T. retourna à Moscou. J'ai appris d'une de ses parentes qu'elle avait beaucoup dansé l'hiver suivant.

Obs. XXI. — *Toux nerveuse. — Dysménorrhée. — Faradisation utérine. — Guérison.*

Janvier 1860. Mlle R., dix-neuf ans, assez vigoureuse, est tourmentée depuis trois ans par une toux continuelle qui ne s'interrompt même pas la nuit et la fatigue surtout en raison de la privation de sommeil qui en est la conséquence. Rien d'anormal à l'auscultation.

La menstruation ayant toujours été peu abondante et douloureuse, je me demande s'il ne s agit pas d'une toux nerveuse qui serait sous la dépendance de l'état de l'utérus.

Dans les dix jours qui précèdent le retour présumé des règles, je dirige trois fois, pendant dix minutes chaque fois, des courants d'induction de tension moyenne et d'énergie croissante du sacrum à l'hypogastre. La menstruation est moins douloureuse, toujours peu abondante. Diminution légère de la toux.

Je recommence le mois suivant. Les règles viennent, toujours peu abondantes, mais la toux cesse complétement.

La malade s'est enrhumée quelques jours après ; mais ce rhume n'a duré qu'une semaine. Elle n'est pas revenue le troisième mois, quoique j'eusse été d'avis de ne pas cesser la faradisation avant l'établissement d'une menstruation normale.

En avril 1863, la malade va toujours très-bien ; les règles sont encore peu abondantes.

Obs. XXII. — *Toux continuelle depuis plus de cinq ans. — Hémoptysies. — Engorgement et abaissement de l'utérus. — Catarrhe. — Faradisation. — Guérison rapide de la toux.*

Mme B..., 27 ans, a eu, il y a six ans, une couche longue et difficile dans laquelle le col utérin a largement éclaté dans tous les sens. Le rétablissement a été très-lent : au bout de six mois, Mme B... pouvait à peine marcher. Depuis ce temps, elle tousse sans interruption, et est traitée depuis cinq ans comme phthisique. Elle a eu plusieurs hémoptysies, souvent abondantes : depuis deux ans, j'en ai vu trois. L'état général semblait si bien justifier le diagnostic porté, que les doutes qui me sont venus à cet endroit sont nés de ce qu'ayant été, depuis plusieurs années, frappé de l'état de cette malade, j'arrivai à me dire que si elle était phthisique elle eût dû succomber depuis longtemps.

Lorsque Mme B... s'adressa à moi, en mai 1870, je trouvai, du côté de la poitrine, la respiration courte, l'inspiration un peu rude partout, l'expiration pas sensiblement prolongée ; il n'existait nulle part de la matité ; les bruits du cœur étaient normaux.

Du côté de l'utérus : abaissement très-marqué et engorgement considérable ; pas de déviation. Règles toujours en retard, en très-faible quantité ; pas de dysménorrhée. Col sain ; catarrhe utérin d'abondance médiocre.

Du 2 au 6 mai 1870, cinq séances de faradisation abdomino-utérine. La malade ne tousse presque plus.

Règles le 6 mai, plus abondantes que de coutume ; durent quatre jours.

Les 17, 20 et 24 mai, faradisation abdomino-utérine. La toux est un peu revenue du 18 au 20.

Règles le 30 mai, durent dix jours, abondantes pendant six, avec douleurs de reins et fièvre (?). Persistance de la leucorrhée.

14 juin. Faradisation abdomino-utérine ; injection intra-utérine du crayon mou au tannin. Toujours pas de toux.

Le 17, amygdalite gauche, angine pharyngée, douleurs d'oreilles, chute de la luette.

Le 22, faradisation abdomino-utérine ; injection intra-utérine au tannin ; excision de la luette. La toux n'avait pas reparu.

Règles le 28 juin et le 30 juillet, médiocrement abondantes; puis, le 31 août, peu abondantes et durant un jour seulement.

8 septembre. Mme B... n'a pas toussé depuis le mois de mai. Son état général est devenu très-satisfaisant. La leucorrhée est redevenue ce qu'elle était au début du traitement; l'engorgement existe toujours, ainsi que l'abaissement qui est seulement un peu moindre. Faradisation abdomino-utérine; injection du topique au tannin.

Je comptais reprendre le traitement, au moins jusqu'aux règles d'octobre, à raison de deux séances de faradisation par semaine, lorsque la perspective du siége de Paris a décidé Mme B... à se retirer en province.

Obs. XXIII. — *Toux nerveuse. — Faradisation utérine. — Guérison de la toux, malgré la persistance des lésions utérines.*

Mme X., vingt-six ans, bonne constitution, mais fatiguée, est tourmentée depuis un an par une toux presque continuelle, qui la gêne surtout par la privation de sommeil qu'elle occasionne.

Il y a six mois, une couche fut suivie d'accidents auxquels on opposa une application de soixante sangsues sur l'abdomen, puis un large vésicatoire; ces accidents nécessitèrent un séjour au lit de trois mois, pendant lesquels la toux cessa.

Aujourd'hui, 17 janvier 1862, les règles se retrouvent à peine dans la coloration rosée que prend périodiquement un écoulement leucorrhéique abondant. Pas de constipation.

L'utérus est en antéversion presque horizontale, sans abaissement; rien dans les tissus péri-utérins; pas de douleurs pelviennes. Le col, rouge et volumineux, est le siége d'une ulcération granuleuse. Catarrhe muco-purulent.

17 janvier. Faradisation lombo-sus-pubienne.

20 janvier. Règles, un peu plus abondantes qu'à l'ordinaire; durent cinq jours.

27 janvier. L'hypochondre droit est douloureux. Faradisation recto-abdominale avec excitateur humide placé au niveau du point douloureux.

31 janvier. Tousse beaucoup moins; dort mieux. Faradisation recto-abdominale.

3 février. Faradisation recto-abdominale.

7 février. Ne tousse plus; dort tout à fait bien. Faradisation recto-abdominale.

Règles le 18 février; durent cinq jours, assez abondantes, précédées de douleurs lombaires.

Règles suivantes le 18 mars; durent quatre jours; abondance moyenne; un peu douloureuses.

La toux n'a pas reparu, bien que la gêne causée par le catarrhe utérin, le déplacement et l'engorgement, aient amené plus tard d'autres accidents qui m'ont fourni l'occasion de voir Mme X. jusque pendant l'été de 1863.

En mars 1863, l'antéversion persistait, et l'engorgement se compliquait d'abaissement; catarrhe cervical abondant; algie sciatique.

6 mars. Faradisation recto-utérine. Guérison de la sciatique; amélioration du catarrhe cervical.

En avril, coliques hépatiques et fièvre intermittente qui cédèrent aux préparations de chardon-marie et au sulfate de quinine.

Obs. XXIV. — *Spasmes hystériques. — Gastralgie. — Engorgement et antéflexion de l'utérus. — Faradisation utérine. — Guérison de la gastralgie et de l'engorgement. — Persistance de l'antéflexion corrigée plus tard par une grossesse.*

Mme P., dix-neuf ans. Nullipare. Gastralgie avec douleurs continues, s'exaspérant le soir et après le repas. Lypothymies. Boule hystérique. Algie intercostale gauche. Céphalalgies fréquentes. Palpitations. Réglée assez régulièrement;

l'écoulement dure une semaine; il est douloureux. Leucorrhée. Constipation habituelle.

Abaissement de l'utérus. Antéflexion très-prononcée. Engorgement considérable limité au corps de l'organe. Ulcération du col qui est assez largement ouvert.

Du 7 au 28 novembre 1862, onze séances de faradisation recto-utérine, et quatre cautérisations de l'ulcération du col au nitrate d'argent; cette ulcération était cicatrisée le 23. La gastralgie, la névralgie intercostale et les spasmes hystériques avaient en partie disparu après la cinquième séance; la malade ne devait plus en souffrir que de loin en loin et passagèrement.

Règles du 3 au 8 décembre, abondantes pendant trois jours, sans douleurs. Elles sont suivies de douleurs sternales et d'une leucorrhée abondante qui cessent le 12.

12 décembre. Engorgement moindre. Abaissement un peu diminué. L'antéflexion n'est pas modifiée.

Du 12 au 30 décembre, sept séances de faradisation recto-utérine. Absence de contractions dans la première de ces sept séances. Absence presque complète, durant tout ce mois, des phénomènes algiques et spasmodiques.

Règles le 3 janvier 1863; un peu douloureuses le premier jour; durent quatre jours, abondantes les trois premiers. Cette menstruation n'est suivie d'aucun malaise.

Le 17 janvier, l'engorgement a complétement disparu; l'abaissement est un peu moins prononcé; quant à l'antéflexion, elle se trouve à peine modifiée, et la faible amélioration notée de ce côté pourrait bien n'être qu'apparente et tenir à la résolution de l'engorgement.

L'amélioration de l'état général a persisté.

Du 17 au 27 janvier, trois séances de faradisation recto-utérine.

Règles le 3 février, sans douleurs; durent cinq ou six jours. Quelques douleurs sternales et dorsales durant les premiers jours qui suivent les règles.

25 février. La malade se trouve fort bien. Le toucher n'indique aucun changement dans la situation de l'utérus.

Le traitement a été ici appliqué avec assez de régularité pour qu'au point de vue de l'antéflexion, on doive considérer ce cas comme offrant un résultat négatif.

Trois mois après, l'amélioration générale se soutenait; l'établissement de la menstruation avait cependant été une fois douloureux, et il y avait de temps en temps des maux de tête.

Une couche heureuse à la fin de juillet 1869.

Le 30 septembre les règles ne sont pas revenues. Douleurs dorso-sternales; pesanteur dans le bassin, gênante seulement pendant la station debout; leucorrhée peu abondante; digestions bonnes.

L'utérus se présente en antéversion; l'ancienne flexion est remplacée par une légère courbure; abaissement; volume et poids de l'utérus médiocres.

Du 1er au 15 octobre 1869, cinq séances de faradisation recto-utérine; les malaises cessent. J'interromps le traitement parce qu'une grossesse me paraît possible.

Mme P... était, en effet, enceinte de nouveau.

Obs. XXV. — *Chlorose. — Accidents cardiaques. — Vomissements habituels. — Aménorrhée. — Faradisations rares. — Amélioration. — Retour de l'aménorrhée. — Reprise du traitement et cessation des accidents.*

Mlle M. G... a été prise, vers l'âge de douze ans, de vomissements incoercibles revenant un grand nombre de fois dans la journée.

L'établissement de la menstruation, qui eut lieu vers l'âge de treize ans, ne parut modifier en rien cette affection, à laquelle on avait opposé vainement l'administration prolongée des ferrugineux, de la vératrine, de la digitale, les vésicatoires sur l'épigastre. Après avoir tourmenté la malade pendant deux ans, ces vomissements cessèrent spontanément. La menstruation, qui avait toujours été très-peu abondante, resta douloureuse.

J'examinai une fois Mlle G... en 1857; elle vomissait alors tous ses aliments depuis près d'un an; elle souffrait en même temps de violentes palpitations. Je constatai alors un bruit de souffle au second temps, à la pointe, bruit anormal parfaitement net, qu'à ma grande surprise je ne retrouvai plus en 1860.

En 1860, la malade ayant vingt ans, les vomissements reparurent. Le toucher n'indiquait rien d'anormal dans la situation de l'utérus qui était seulement très-petit. La menstruation étant toujours difficile et peu abondante, je fis passer deux fois, dans la semaine qui précédait l'apparition des règles, des courants d'induction de l'hypogastre au rectum. Les règles ne furent pas sensiblement plus abondantes, mais un peu moins douloureuses. Les vomissements disparurent.

Mars 1861. Retour de l'aménorrhée. Deux nouvelles séances de faradisation procurent, pour une fois seulement, des règles un peu plus copieuses.

Juin 1861. Deux séances de faradisation lombo-sus-pubienne font cesser des symptômes gastralgiques et des migraines. Augmentation de la menstruation suivante.

Novembre 1861. Règles redevenues presque nulles, incolores, d'un établissement extrêmement douloureux; mais les migraines n'ont pas reparu. Une séance de faradisation lombo-sus-pubienne en novembre et deux en décembre. Les règles ne deviennent pas beaucoup plus abondantes, mais elles arrivent sans douleurs.

Janvier 1862. Toujours aménorrhée. Retour des palpitations. Six séances de faradisation lombo-sus-pubienne. Amélioration qui se soutient tout près d'un an.

Trois nouvelles séances en décembre 1862. En avril 1863, Mlle G... est toujours à peine réglée, mais son état général s'est maintenu satisfaisant depuis un temps fort long, si on le compare à la durée des périodes de calme relatif qu'avait autrefois la malade.

Persistance de l'amélioration en décembre.

Je n'ai pas besoin d'insister sur l'insuffisance et sur l'irrégularité du traitement suivi.

En 1868, Mlle G..., qui est restée à peine réglée et est devenu obèse, quoique assez bien portante, vient me consulter, se croyant enceinte de trois mois : l'aménorrhée devenue complète et l'augmentation de volume du ventre lui avaient fait croire à une grossesse.

Je la renvoyai, lui disant qu'elle n'était pas enceinte, ce qui l'effraya; et je ne la révis plus que lorsqu'au bout du dixième mois (mai 1869), on vint me chercher pour l'accoucher. Outre le développement du ventre, des douleurs hypogastriques et lombaires et l'expulsion de glaires sanguinolents avaient confirmé la malade dans l'idée d'une grossesse. Une consultation fut nécessaire pour l'en faire revenir. Le volume de l'utérus était resté normal, le col dur et fermé.

Le lendemain, nous revînmes aux séances de faradisation abdomino-utérine qui amenèrent une chute rapide du ventre, et, au bout de trois semaines, le retour des règles qui n'ont pas manqué depuis, toujours peu abondantes.

Depuis le premier retour des règles, la faradisation a été négligée à tort.

Obs. XXVI. — *Gastralgie. — Ménopause. — Faradisation utérine. — Guérison de la gastralgie. — Persistance incomplète de la guérison.*

Mme F. L... a eu quatre enfants, dont le dernier a sept ans; ses couches se sont bien passées. Depuis dix ans elle souffre de l'estomac. Vomissements qui ont longtemps coïncidé avec le retour, régulier d'ailleurs, des règles. Depuis deux ans, la mentruation a cessé d'être régulière : une première interruption a duré huit mois; aujourd'hui Mme L... n'a rien vu depuis trois mois. En même temps les vomissements ont augmenté de fréquence; ils en sont venus à empêcher l'alimentation. Maigreur considérable. Constipation opiniâtre. Engorgement utérin. Abaissement médiocre. Rétroversion légère. Col largement ouvert, ulcéré.

Les 12, 18, 19, 20, 21, 25, 26 février 1863, faradisation vésico-utérine. Contractions difficiles à produire; il faut employer les courants de basse tension qui sont, d'ailleurs, très-bien supportés. Pas de vomissements depuis le commencement du traitement.

27 et 28 février, 4, 5, 6, 7 mars. Faradisation vésico-utérine et abdomino-rectale. Le rectum est insensible, même à la faradisation avec l'excitateur rectal double. Lavage du col à l'eau iodurée-iodée. Tampon au coaltar.

Vomissements les 9 et 10 mars. Quelques douleurs utérines. Les lavements sont toujours nécessaires; néanmoins les selles sont plus faciles.

18 mars. Faradisation abdomino-rectale. Rectum toujours insensible aux courants de basse tension.

19 mars. Faradisation rectale et abdomino-rectale.

20 mars. Même traitement. Le rectum commence à se montrer sensible.

21 mars. *Idem*. Rectum plus sensible. L'ulcération du col est guérie.

1, 2, 3, 15, 16, 17 avril. Faradisation abdomino-rectale et faradisation cutanée de la paroi abdominale. La rétroversion persiste; mais elle est très-légère et l'état général est devenu assez satisfaisant pour que je croie devoir cesser le traitement.

Je n'ai pas revu Mme L..., qui n'habite pas Paris. Après être arrivée à supporter le régime de tout le monde, et même à boire volontiers le vin, pour lequel les femmes gastralgiques ont généralement de l'aversion, elle a dû reprendre la diète lactée afin d'éviter les vomissements qui recommençaient de temps en temps à se produire.

Janvier 1864. Le mari de cette malade me dit que l'état de sa femme est aujourd'hui tout à fait satisfaisant : la maigreur a fait place à un certain embonpoint; le teint est plus coloré qu'il ne l'a jamais été; néanmoins le régime lacté est seul désiré et seul bien supporté.

Août 1869. Je revois quelquefois Mme F. L..., et ai souvent de ses nouvelles par sa fille, à qui je donne des soins. Son état est le même : très-satisfaisant à la condition de s'écarter peu de la diète lactée.

Obs. XXVII. — *Anémie. — Algies intra-pelviennes. — Gastralgie. — Hystérie convulsive à types dyspnéique et délirant. — Faradisation utérine. — Grande amélioration malgré la cessation prématurée du traitement.*

Mme B..., quarante-cinq ans environ, a fait une fausse couche étant jeune, et n'a pas eu de grossesse depuis.

Des douleurs dans le bassin lui avaient fait réclamer, il y a dix ans, les soins de Valleix, qui appliqua le redresseur utérin. Celui-ci fut mal supporté; et, bien qu'il n'ait déterminé aucun accident, la malade y renonça au bout de quelques jours. Bien qu'incomplet, le traitement par le redresseur fut suivi d'une amélioration très-marquée qui persista plusieurs années.

Aujourd'hui (janvier 1862), Mme B..., réduite à un état d'anémie extrême, est privée de sommeil depuis plusieurs mois par des névralgies continuelles, ayant alternativement pour siége l'urèthre, le rectum, l'anus, les régions sacrée et inguinales. Presque tous les jours surviennent des crises convulsives asphyxiques, à la fin desquelles il y a perte de connaissance pendant une ou deux minutes. L'ingestion des aliments provoque de vives douleurs d'estomac; celles-ci apparaissent souvent spontanément; l'alimentation ne consiste plus guère qu'en quelques cuillerées de bouillon et des tisanes. Constipation opiniâtre; les purgatifs, drastiques ou salins, fréquemment employés, amènent des selles, mais sans calmer les douleurs.

Les douleurs de l'anus ont fait croire à une fissure; on a eu recours à la dilatation brusque sans donner aucun soulagement à la malade. Tout récemment, on a essayé, à deux reprises, des suppositoires belladonés; ceux-ci ont produit des accidents d'empoisonnement dont j'ai été témoin la seconde fois.

7 janvier 1862. Le toucher me montre l'utérus abaissé. On trouve sur la face antérieure, au niveau de l'orifice cervical supérieur, un bourrelet transversal étroit. Je me demande si c'est la trace d'une antéflexion ancienne ou une altération devant faire craindre une antéflexion prochaine; les renseignements que la

malade n'a pu me donner que plus tard devaient me confirmer dans la première de ces opinions. Au niveau de cette partie, l'utérus n'est pas sensible à la pression du doigt; mais on y provoque une douleur vive quand, appuyant sous le col, on soulève l'organe en totalité. Le volume appréciable et le poids de l'utérus sont sensiblement normaux. Le col est sain. Catarrhe transparent, mais abondant. Vagin très-pâle.

Le 7 janvier, la malade étant encore sous l'influence d'une intoxication par la belladone (vertiges, stupeur alternant avec du délire et des hallucinations, fièvre, éruption scarlatiniforme), je fais une première séance de faradisation recto-bi-abdominale, qui est très-bien supportée. Un peu de calme suit, et il y a du sommeil la nuit.

Retour des douleurs le 8. Faradisation recto-bi-abdominale le 9. J'emploie successivement des courants de haute, de moyenne et de basse tension. Les derniers seuls provoquent, dans les intestins, des mouvements dont la malade a conscience. Tous donnent des sensations de picotement au niveau des excitateurs abdominaux, mais, chose remarquable et tout à fait anormale, ces sensations abdominales sont d'autant plus vives que le courant employé a moins de tension.

10 janvier. Une attaque convulsive asphyxique le soir.

13 janvier. Un peu de tranquillité les jours précédents; mais les névralgies reparaissent la nuit avec toute leur intensité. Faradisation recto-bi-abdominale par courant de moyenne tension. Substituant aux excitateurs abdominaux humides le balai métallique, je constate une insensibilité complète de la paroi abdominale, qui m'explique les anomalies de la séance précédente : les sensations accusées alors n'étaient vraisemblablement pas des sensations cutanées ou n'étaient pas fournies par les nerfs de la sensibilité générale consciente. Au bout de cinq minutes de cette faradisation cutanée, l'application du balai devient douloureuse. Après la séance, sédation marquée.

Crise convulsive le soir, suivie d'affaissement, mais sans douleurs.

Le 14, algie vésicale et uréthrale.

Le 15, faradisation recto-abdominale avec excitateur abdominal sec. Insensibilité en commençant; la sensibilité revient pendant la séance.

La nuit suivante et celle du 16 au 17, la malade est encore réveillée par des crises : anxiété, suffocation, douleurs pelviennes suivies d'un affaissement profond.

Le 17, faradisation recto-abdominale. J'emploie alternativement des excitateurs abdominaux humides et le balai métallique.

La journée et la nuit se passent bien : pas de crises, douleurs très-affaiblies ; quelques aliments légers et du vin sont supportés.

Le 18, la malade peut sortir et faire une courte promenade ; à partir de ce jour, elle peut venir se faire électriser chez moi.

Le 19, faradisation recto-abdominale, en faisant toujours alterner les excitations abdominales humides et sèches.

Le 21, faradisation recto-abdominale par courants de faible tension qui deviennent douloureux lorsqu'ils sont un peu intenses.

Comme il y a eu de la névralgie du vagin, je termine la séance par une faradisation abdomino-vaginale, employant pour excitateur vaginal un spéculum plein.

Règles le 23, sans douleurs, durent trois jours, peu abondantes.

27 janvier. Les douleurs anale et rectale ont presque disparu depuis quelques jours; les douleurs vulvaire et vaginale sont moindres; mais la névralgie uréthrale persiste et a peut-être même augmenté depuis la cessation des règles. Faradisation recto-uréthrale.

Le 29, le météorisme que j'ai oublié de mentionner précédemment, n'apparaît plus que passagèrement et beaucoup moindre qu'avant le début du traitement. Les douleurs uréthrales sont devenues très-supportables. Faradisation recto-uréthrale; puis faradisation recto-abdominale.

31 janvier et 4 février, faradisation recto-uréthrale et recto-abdominale.

8 février. Retour des douleurs uréthrales.

Le 9, métrorrhagie, d'abondance médiocre, qui ne cesse que le 13 au soir. Les douleurs uréthrales ont persisté tout ce temps.

14 février. Faradisation recto-uréthrale.

18 février. Retour des douleurs de la vulve, de l'urèthre et du rectum; insomnie la nuit suivante.

19 février. Faradisation recto-uréthrale. La malade m'accuse, pour la première fois, une douleur rachidienne vague et sourde, avec sensation de chaleur dans la région cervicale, douleur qui daterait de plus de deux ans.

19 février. Mauvaise nuit.

Les 20, 22 et 25, faradisation uréthro-abdominale et uréthro-rectale. Les douleurs sont moins fortes, mais elles ne disparaissent pas complétement.

Crises convulsives et névralgiques le 1er mars au soir. Faradisation recto-bi-abdominale. La nuit est bonne.

Nouvelle crise le 4, après plusieurs journées et nuits très-satisfaisantes. Il est à noter que, dans ces crises, les phénomènes convulsifs sont de moins en moins prononcés; mais les phénomènes névralgiques reparaissent avec toute leur intensité; ils durent seulement moins longtemps. Une séance de faradisation recto-abdominale et recto-épigastrique pendant l'accès le supprime entièrement. Le rectum, très-sensible à une certaine hauteur, est insensible au voisinage de l'anus; c'est là d'ailleurs un fait extrêmement commun et qui se retrouve presque constamment chez les hystériques, les hypochondriaques, les gastralgiques et beaucoup de rhumatisants.

La fin de la journée du 4, la nuit suivante et la matinée du cinq se passent fort bien.

5 mars. Faradisation recto-abdominale.

Règles le 6 mars, sans douleurs, durent cinq jours, d'abondance moyenne.

14 et 16 mars. Faradisation recto-utérine. L'extrémité inférieure du rectum est devenue sensible. La substitution de la faradisation recto-utérine aux procédés employés jusqu'ici est indiquée par un degré marqué d'antéversion qui me porte à voir dans les névralgies du bassin l'origine possible de mouvements réflexes concourant à la production des déviations de l'utérus. Depuis ses dernières règles, madame B... va bien; elle se promène tous les jours, a retrouvé l'appétit de la santé et prend des forces.

19, 22 et 24 mars. Faradisation recto-utérine.

La malade part pour la campagne le 1er avril, jour du retour des règles. Celles-ci cessent le 5; une névralgie inguinale double coïncide avec leur cessation. Retour à Paris.

7 et 10 avril. Faradisation recto-utérine.

14 avril. Les douleurs au niveau des orifices extérieurs des canaux inguinaux persistent. Faradisation vagino-bi-inguinale.

17 avril. Faradisation vagino-bi-inguinale.

21 avril. Faradisation recto-bi-inguinale.

25 avril. Faradisation recto-utérine. La malade va de mieux en mieux; il y a toujours de l'antéversion.

Mme B... repart pour la campagne, où elle reste trois semaines. Elle y est sujette à des lipothymies et y perd le sommeil et l'appétit. Ce mauvais effet de la campagne est très-commun chez les anémiques.

Retour à Paris le 24 mai. Quelques jours après, madame B... se trouvait beaucoup mieux. Elle se plaignait seulement d'une douleur vive au niveau de l'épigastre et au bas de la jambe droite. Au niveau des parties douloureuses la peau était insensible. Trois séances de faradisation cutanée supprimèrent la douleur et ramenèrent la sensibilité de la peau.

Un mois après, madame B... continuait à aller assez bien, ne conservant qu'une grande faiblesse et quelques douleurs pelviennes rares et passagères.

Je n'ai plus revu cette malade; mais j'ai su, par la personne qui me l'avait adressée, que les névralgies vulvaire, uréthrale et anale avaient reparu au bout de quelque temps.

Octobre 1863. Ayant rencontré madame B..., j'ai pu constater qu'on m'avait singulièrement exagére son malaise ; je l'ai trouvée dans un état très-satisfaisant et fort gaie.

Obs. XXVIII. — *Dysménorrhée avec antéflexion considérable. — Quatre séances de faradisation. — Cessation de la dysménorrhée.*

Mme S.... trente-cinq ans, souffre depuis plusieurs années, vers l'époque de ses règles, de douleurs extrêmement violentes. Une couche, il y a environ dix ans.

5 mars 1861. Le toucher montre une antéflexion à angle aigu avec engorgement limité au corps de l'utérus. De violentes coliques utérines donnent à penser que l'arrivée des règles est proche. Faradisation sacro-pubienne. Les règles arrivent le lendemain, fort douloureuses.

18 mars. Faradisation recto-utérine, mal supportée, douloureuse.

25 mars. Faradisation sacro-pubienne.

Règles le 2 avril, sans douleurs ; d'une belle couleur ; d'abondance moyenne.

19 avril. Faradisation sacro-pubienne.

Règles dans les premiers jours de mai, sans douleur. La menstruation suivante, le 25 mai, arrive également sans douleurs.

En octobre 1861, la guérison de la dysménorrhée persistait.

J'apprends, en novembre 1863, que, depuis quelques mois, la menstruation recommence à être précédée de coliques, infiniment moins violentes cependant qu'autrefois.

Cette observation, exemple d'un traitement tout à fait insuffisant, n'offre d'intérêt qu'au point de vue du symptôme douleur ; et elle rentrerait dans la série des notes sans intérêt si mes relations avec le mari de madame S... ne m'avaient mis à même d'être renseigné sur l'état de cette malade.

La dysménorrhée s'est reproduite, à un degré moindre, vers la fin de 1868. Mme S... ayant alors quitté Paris, le traitement a dû être ajourné.

Obs. XXIX. — *Gastralgie. — Abaissement. — Antéflexion légère. — Faradisation recto-utérine. — Guérison de gastralgie.*

M..., trente-huit ans, cuisinière. Une couche, il y a quinze ans. Souffre aujourd'hui de gastralgie avec douleurs sourdes du bas-ventre. Les dernières règles sont à peine venues le 12 août 1861, pâles et décolorées.

Abaissement de l'utérus. Antéflexion légère.

Du 22 août au 6 septembre, quatre séances de faradisation recto-utérine. Cessation presque complète de la gastralgie.

Règles le 8 septembre, peu abondantes et encore douloureuses. Faradisation recto-utérine le 25.

Règles le 1er octobre, toujours peu abondantes, mais venues sans douleurs. La gastralgie n'a pas reparu.

Cinq mois plus tard, M..., qui avait changé de maison et se trouvait dans de moins bonnes conditions hygiéniques, revint me voir. Depuis quinze jours, la gastralgie reparaissait de temps en temps ; mais la malade souffrait surtout d'une névralgie de la plante des pieds qui céda, spontanément je crois, au bout de trois mois, après qu'on lui eut opposé sans succès le sulfate de quinine, les ferrugineux et la faradisation cutanée. Quelques années auparavant, une semblable attaque de névralgie plantaire traitée par les cataplasmes et le repos avait également duré trois mois.

J'ai rencontré quatre fois cette forme de névralgie, et M. Sée m'en a montré un cinquième cas. Toutes les malades étaient cuisinières. Faut-il regarder la névralgie plantaire comme une forme quelconque des douleurs si fréquentes chez les anémiques, ou comme un symptôme de l'anémie due à l'intoxication lente par l'oxyde de carbone ?

Dans les observations qui vont suivre, la faradisation de l'utérus a été employée pour combattre l'aménorrhée et la métrorrhagie.

Depuis longtemps on a traité l'aménorrhée par l'électrisation statique, par la galvanisation, par la faradisation, en appliquant les excitateurs tantôt dans les fosses iliaques, tantôt aux extrémités du diamètre antéro-postérieur du bassin. La faradisation immédiate de l'utérus m'a paru préférable toutes les fois qu'elle est possible.

La faradisation a été souvent aussi opposée avec succès aux hémorrhagies survenant pendant ou après l'accouchement. Je l'emploie, l'utérus étant à l'état de vacuité, contre ces métrorrhagies dont la cause échappe souvent, et qu'il importe d'arrêter d'abord, alors même qu'on aurait à en rechercher plus tard l'origine.

Dans l'aménorrhée, j'ai recours à des courants d'intensité modérée, se succédant rapidement, appliqués pendant cinq à dix minutes. Dans la métrorrhagie, je préfère les applications courtes de courants à interruptions plus rares.

Obs. XXX. — *Aménorrhée. — Incontinence d'urine. — Faradisation utérine médiate. — Guérison.*

Une fille robuste, de vingt ans environ, m'est amenée pour une incontinence nocturne d'urine ayant débuté à une époque qu'elle ne peut préciser, mais qui est postérieure à sa venue à Paris, il y a cinq mois.

Depuis cinq mois, elle n'a vu ses règles que deux fois. La dernière menstruation a eu lieu il y a environ un mois.

Faradisation sacro-pubienne les 15 et 17 avril 1861. Les règles arrivent le 19. Dès après la première séance, l'incontinence d'urine avait cessé; elle ne s'était pas reproduite quinze mois après. La menstruation avait repris son cours régulier,

Deux ans après, la malade continuait à aller bien ; les accidents pour lesquels elle avait réclamé mes soins n'avaient pas reparu.

Obs. XXXI. — *Aménorrhée. — Hémoptysies. — Faradisation. — Retour des règles.*

M. L..., âgée de dix-sept ans, entre le 19 mars 1862 à l'hôpital de la Pitié, salle Sainte-Geneviève, n° 28, pour une fièvre continue. A cette époque, elle avait cessé d'être réglée depuis huit mois, avait perdu l'appétit et vomissait depuis quinze jours tous ses aliments. Plusieurs fois elle a perdu connaissance ; mais elle ne peut fournir aucun renseignement sur les circonstances dans lesquelles cet accident lui est arrivé. Cette malade a de l'embonpoint; mais la consistance de ses chairs rappelle celle du sclérème.

Depuis, l'appétit est revenu ; les vomissements sont rares; une hémoptysie qui a duré huit jours a cessé spontanément le 30 avril. Avant l'entrée à l'hôpital, des sangsues avaient été appliquées à la partie interne des cuisses dans le but de faire cesser l'aménorrhée.

L'utérus est extrêmement petit. Il existe un peu d'antéversion avec latéroversion droite. Lorsqu'est survenue l'aménorrhée, M. L... n'avait encore été réglée que deux fois.

Du 2 au 19 mai, sept séances de faradisation recto-abdominale. Persistance du crachement de sang et de vomissements survenant de temps en temps.

Règles le 20 mai. Du 29 mai au 11 juin, cinq séances de faradisation recto-abdominale. Dans cet intervalle, les hémoptysies continuent; mais la quantité du sang expectoré est considérablement diminuée.

Règles le 11 juin; cessant le 12 au soir, un peu plus abondantes que la dernière fois.

Après être restée une semaine sans vomir et sans cracher le sang, M. L..., qui a repris des forces, demande sa sortie le 16 juin.

Obs XXXII. — *Aménorrhée. — Épistaxis. — Vertiges. — Gastralgie. — Faradisation utérine. — Guérison.*

Mlle X..., dix-neuf ans. Réglée à quinze ans et demi a cessé de voir depuis treize mois. La mère de la malade est morte phthisique à vingt-quatre ans; mademoiselle X... a craché le sang.

Épistaxis tous les jours depuis deux mois. Céphalalgie habituelle avec vertiges. Gastralgie. Leucorrhée.

29 octobre 1862. Première séance de faradisation lombo-sus-pubienne. Après cette première séance, il n'y a plus eu d'épistaxis; la tête s'est trouvée plus libre et la gastralgie a rapidement guéri.

Deuxième séance le 31 octobre. Treize séances en novembre.

Retour des règles le 30 novembre; elles sont très-peu abondantes, peu colorées, et durent deux jours seulement. Cessation de la leucorrhée.

Sept séances de faradisation du 8 au 23 décembre. Règles le 24 décembre; elles durent trois jours, un peu plus abondantes que le mois précédent.

Une séance le 5 janvier. Le traitement est alors suspendu. Les règles reviennent le 16, encore un peu plus abondantes.

Retour des règles le 17 février, en quantité et avec coloration normale.

Mai 1863. Mlle X... est toujours bien réglée, et se porte parfaitement.

Novembre 1863. Toux continuelle, crachats nummulaires, sueurs nocturnes, amaigrissement, perte des forces. Tuberculose du sommet droit, à la période de ramollissement. Les règles persistent; mais très-peu abondantes.

Quitte Paris à cette époque. Morte phthisique, dans son pays, au commencement de 1864.

Obs. XXXIII. — *Aménorrhée. — Chlorose. — Gastralgie. — Faradisation utérine médiate. — Cessation de l'aménorrhée et de la gastralgie.*

Mlle G..., vingt ans. Chlorose et gastralgie traitées avec de bons résultats par les ferrugineux et une prise de rhubarbe tous les jours. Plus tard, fièvre typhoïde, à la suite de laquelle les règles ne viennent qu'en très-faible quantité et tous les trois mois seulement. Retour de la gastralgie et douleur dans les jambes sans atrophie ni paralysie.

Lorsque ces accidents ramenèrent chez moi la malade, ses dernières règles remontaient à deux semaines.

7, 10, 14, 17, 21 et 24 mars 1861, faradisation lombo-sus-pubienne.

La gastralgie avait notablement diminué dès les premières séances.

Règles le 17, un peu plus abondantes, sans douleurs.

Faradisation lombo-sus-pubienne les 18, 21, 25 et 28 avril. Cessation complète de la gastralgie à partir du 18.

Règles le 1er mai, *ut suprà.*

J'ai revu cette malade en avril 1863, à l'occasion d'une fièvre intermittente. La gastralgie était revenue, moins violente, depuis trois mois. La menstruation est toujours régulière, mais la quantité des règles a diminué depuis près d'un an.

Dans les deux observations suivantes et dans quelques autres cas qui en seraient l'exacte répétition, la faradisation utérine a fait cesser des accidents qu'on pouvait regarder comme liés à l'absence de la menstruation, bien qu'elle n'ait pas provoqué le retour des règles.

Obs. XXXIV. — *Ménopause. — Étouffements. — Faradisation utérine. — Cessation de la dyspnée.*

Mme F. X..., quarante-neuf ans, a eu deux enfants. Depuis deux ans elle ne voit plus. De temps en temps survient une dyspnée combattue jusqu'ici avec succès par la saignée générale. Quatre saignées ont été faites depuis deux ans.

Lorsqu'on m'appela, me demandant une saignée que je refusai, il y avait, depuis vingt-quatre heures, une dyspnée extrême, avec privation absolue de sommeil; la malade ne pouvait, malgré de nombreux oreillers, rester longtemps au lit; elle se promenait à chaque instant dans sa chambre, soutenue par deux personnes. Antéversion. Faradisation recto-utérine. Soulagement immédiat, suivi, au bout d'une heure environ, de la cessation complète des accidents. Nouvelle séance le surlendemain. Six mois après, la dyspnée n'avait pas reparu. J'ai perdu cette malade de vue depuis deux ans.

Obs. XXXV. — *Palpitations. — Dyspnée. — Chlorose. — Aménorrhée. — Faradisation médiate. — Amélioration de l'état général sans retour des règles.*

Mme D..., vingt-deux ans. Chlorose type : souffle cardiaque et carotidien; palpitations continuelles; dyspnée au moindre mouvement; migraines fréquentes. Les règles se sont supprimées il y a cinq ans, à la suite d'une émotion, et n'ont pas reparu depuis. Mme D... est mariée depuis trois mois.

L'utérus est pesant et abaissé sans déviation. La faradisation médiate (lombo-sus-pubienne) est pratiquée douze fois du 21 août au 5 octobre 1860. Dès les premières séances, il y a amélioration évidente de l'état général: la pâleur diminue, ainsi que les palpitations et la dyspnée. Mme D..., qui jusque-là s'était mal trouvée du séjour à la campagne, y va passer quelque temps et s'en trouve parfaitement. Mais les règles n'étaient pas revenues. La crainte de provoquer un avortement au début d'une grossesse possible, crainte que j'avais alors et que je n'aurais plus aujourd'hui, me fit conseiller la cessation du traitement.

J'ai su, à la fin de 1862, que les règles n'étaient pas revenues et que la guérison ne se maintenait pas.

Obs. XXXVI. — *Ménorrhagies. — Epistaxis. — Hémoptysies. — Faradisation utérine. — Cessation des hémorrhagies.*

Mme L. C..., âgée de vingt-neuf ans, nullipare, est sujette à des ménorrhagies abondantes. Palpitations depuis plusieurs années, devenues de plus en plus fréquentes. Depuis un mois environ, syncopes presque tous les jours; quelquefois plusieurs dans un jour. Depuis le même temps, épistaxis nombreuses et plusieurs hémoptysies. Anémie très-prononcée. Pas d'autre anomalie dans les bruits du cœur, quand la malade est calme, qu'un peu de souffle au premier temps. Gastralgie.

La quantité excessive des règles et leur presque continuité me conduisent à faradiser l'utérus. Antéversion avec antéflexion légère. Col sain, petit, fermé. Leucorrhée abondante.

9 juillet 1861. Faradisation lombo-sus-pubienne.

12 et 22 juillet. Faradisation recto-sus-pubienne. Les palpitations ont un peu diminué; il n'y a eu, depuis le début du traitement, ni épistaxis, ni hémoptysie.

24 juillet. Faradisation lombo-sus-pubienne.

Règles le 28 juillet, abondantes pendant deux jours, moins abondantes les trois jours suivants. Quelques coliques utérines.

14 août. Pas de palpitations depuis dix jours. Faradisation recto-sus-pubienne.
21 août. Faradisation recto-sus-pubienne.
Règles le 23, un peu douloureuses, abondantes encore, arrêtées au bout de deux jours par une injection d'eau froide, sans qu'il en résulte d'accident.
9 septembre. Faradisation recto-sus-pubienne.
Règles le 17 septembre, douloureuses, d'abondance moyenne.
30 septembre et 6 octobre. Faradisation recto-utérine. Cessation du traitement; l'état de madame L. C... est satisfaisant.
Une couche heureuse en juin 1863. Tout va très-bien depuis.
Nouvelle couche en 1866. Accouchement naturel facile. Après la sortie du fœtus, hémorrhagie. Faradisation sacro-sus-pubienne; arrêt de l'hémorrhagie. Délivrance deux heures après.
J'ai souvent, depuis, revu madame C., dont la santé actuelle ne laisse rien à désirer.

Obs. XXXVII. — *Métrorrhagie arrêtée par une séance de faradisation.*

Mme L..., cinquante-six ans, ne voit plus depuis quatre ans. Avait toujours été jusque-là réglée régulièrement, avec douleurs de reins. — A eu sept enfants; s'est toujours levée le troisième jour après ses couches.
Depuis trois semaines, suintement sanguinolent continuel.
Chute de l'utérus. Cystocèle et rectocèle. Leucorrhée abondante.
Faradisation vagino-sus-pubienne. Tamponnement au coaltar pour douze heures.
Cinq jours après, plus de trace de l'écoulement sanguin. Celui-ci avait, au dire de la malade, cessé aussitôt après la séance de faradisation.

Je n'ai pas revu le sujet de cette observation, et n'ai pu m'assurer si sa métrorrhagie n'était pas liée au début d'une affection cancéreuse. Plusieurs observations analogues m'ont prouvé depuis que, dans ce dernier cas, la faradisation utérine constitue un bon moyen d'arrêter les hémorrhagies et de s'opposer ainsi à la débilitation qui en résulterait.

Quoique, dans l'observation suivante, il s'agisse d'une hémorrhagie obstétricale (1), je crois intéressant de la rapporter ici en raison de la démonstration qu'elle fournit de l'efficacité mécanique des réactions que provoque la faradisation.

Obs. XXXVIII. — *Hémorrhagie après l'accouchement arrêtée par la faradisation utérine.*

Mme R..., 22 ans, primipare, créole grande et forte d'une belle constitution.
15 avril 1864. Malaises et douleurs rares depuis la veille. Commencement du travail à cinq heures du matin. Dilatation régulière, lente, sans obstacle, complète vers dix heures du soir. Position occipito-iliaque droite postérieure.
A dix heures, rupture de la poche des eaux avec l'ongle. Il ne s'écoule pas un demi-verre de liquide.
Le travail continue, lent d'abord, très-rapide ensuite. Une forte douleur dégage la tête. A la suivante, le fœtus est littéralement craché.

(1) La faradisation lombo-hypogastrique avait été employée déjà pour arrêter les hémorrhagies obstétricales par les médecins anglais Radford, Houghton, Mackenzie.

Puis, absence de douleurs pour expulser le placenta. Hémorrhagie médiocre. Faradisation sacro-hypogastrique : arrêt de l'hémorrhagie.

Trois heures et demie après l'expulsion du fœtus, douleurs expulsives intenses et sortie d'un placenta énorme. Métrorrhagie extrêmement abondante. Cinq minutes de faradisation sacro-utérine, en employant comme excitateur utérin une olive rectale : arrêt complet et définitif de l'hémorrhagie.

Lors de mes premières publications relatives à la faradisation immédiate de l'utérus (août 1859), plusieurs objections m'ont été faites que je dois signaler.

On a prétendu que la faradisation ne provoquerait pas de contractions dans un organe qui n'en était capable qu'au moment de l'accouchement. Ce ne pouvait être qu'une objection *à priori*, trop manifestement absurde pour que j'aie à m'y arrêter.

Partant de la confusion doctrinale qui a amené beaucoup de gens à regarder comme synonymes les mots *excitation, irritation, inflammation*, on a annoncé que les faradisations pelviennes détermineraient des péritonites. Ne partageant pas les idées qui dictaient ce pronostic, je n'ai pas même considéré comme une contre-indication l'état de pesanteur douloureuse qu'on désigne, beaucoup trop souvent je crois, sous le nom de *métrite;* or, je n'ai jamais eu l'ombre d'un accident inflammatoire.

Une seule condition me paraît contre-indiquer la faradisation : c'est la coexistence d'un état fébrile. Dans ces cas, je conseille le repos et les irrigations vaginales avec une infusion de digitale. J'ai eu occasion, une fois, de pratiquer la faradisation pendant un accès de fièvre intermittente; la sensibilité générale de l'utérus était considérablement exaltée ainsi que celle du rectum; aucun inconvénient n'est résulté de cette application; la fièvre a cédé au sulfate de quinine.

Enfin, on a objecté la répugnance que pouvaient avoir les malades pour ce genre de traitement. Cette considération est sans valeur dans l'espèce. Les médecins qui ont quelque expérience des affections utérines savent combien le sentiment de l'utilité du traitement auquel elles se soumettent, rend les femmes dociles toutes les fois que des précautions oratoires déplacées ne les mettent pas dans la nécessité de faire une défense.

Au début de mes essais, j'admettais avec tout le monde que, dans le cas où l'on faradiserait un utérus gravide, on provoquerait l'avortement.

L'expérience a complétement modifié ma manière de voir à cet endroit. Il m'est arrivé plusieurs fois de méconnaître des grossesses au début et de faradiser les malades sans produire d'accidents. Une fois, dans une grossesse où manquaient tous les signes physiques et fonctionnels, où l'utérus offrait à la percussion une forme tout à fait anormale, la patiente fut faradisée, jusqu'au quatrième mois, un grand nombre de fois sans que l'avortement ait été produit. Une autre fois, chez une malade dont le bassin était très-rétréci, j'ai essayé la faradisation comme moyen abortif : vingt-cinq séances faites du deuxième au quatrième mois n'amenèrent rien; il fallut procéder au décollement de l'œuf.

Sur neuf cas de faradisation utérine chez des femmes enceintes, je trouve trois avortements : tous trois doivent être attribués à des causes autres que la faradisation de l'utérus. Dans le premier (Voy. obs. II), un avortement au début d'une grossesse me paraît probable; mais les circonstances dans lesquelles il se serait produit ne permettent guère de l'attribuer à la séance de faradisation qui avait précédé d'assez loin sans laisser à sa suite aucun malaise. Dans le second cas, il s'agissait d'une femme qui avorta à deux mois; l'état général de cette malade était si déplorable qu'une grossesse commençante ne pouvait guère être soupçonnée; le travail commença peu après une séance de faradisation; mais il faut noter qu'en même temps je faisais des injections intra-utérines de topiques mous qui auront décollé l'œuf. Dans le troisième cas, enfin, une grossesse probable de quelques jours aurait été arrêtée par la pénétration jusqu'au fond de l'utérus d'un excitateur que je continuai à introduire profondément après le redressememt partiel d'une antéflexion très-prononcée.

Ce dernier accident est dû au cathétérisme utérin et non à la faradisation; celle-ci peut être indiquée chez les femmes enceintes et pratiquée sans danger, à la condition de choisir un excitateur d'un calibre un peu fort et de ne pas l'engager au delà de la cavité du col. Dans le cas suivant, j'y ai eu recours pour corriger, au début d'une grossesse, une rétroflexion à laquelle me paraissaient pouvoir être attribués des avortements antérieurs.

Obs. XXXIX. — Mme L., 25 ans, lymphatique, mais habituellement bien portante, avait toujours été réglée régulièrement, en quantité convenable et sans douleurs, lorsqu'elle fit, il y a trois ans, une fausse couche de sept mois. Il y a deux ans, nouvelle fausse couche à cinq mois. Depuis, elle a toujours souffert de douleurs hypogastriques et iliaques gauches, qui disparaissent dans la position horizontale pour faire place à un sentiment de gêne et de pesanteur.

Il y a six mois, après une interruption de deux mois, les règles ont reparu, se terminant par une perte. N'y a-t-il pas eu là une troisième fausse couche?

Bien que l'appétit et le sommeil soient conservés, que les garde-robes aient toujours été faciles, l'état général est devenu moins bon. Algie intercostale gauche.

9 juin 1870. Je constate un abaissement avec rétroversion horizontale, rétroflexion et légère latéroflexion gauche. Les dernières règles ont cessé le 10 avril. Une grossesse me paraît probable; mais les fausses couches antérieures ayant pu être favorisées par la position vicieuse de l'utérus, je me décide à tenter le redressement dans une mesure suffisante pour écarter les chances d'enclavement.

Du 9 au 23 juin, six séances de faradisation vésico-utérine. Cessation de l'algie intercostale et des douleurs abdominales; marche plus facile. Le 23 juin, le corps de l'utérus est plus nettement globuleux; le col s'est ramolli et ouvert; la flexion s'efface, et, chose plus importante, la rétroversion a notablement diminué. Le redressement me paraît suffisant pour conjurer les éventualités fâcheuses, et je renvoie madame L., la priant de venir, de loin en loin, me faire constater son état.

23 août. L'utérus, très-élevé, se distend librement; la rétroversion est impossible à constater. La grossesse se poursuit dans de bonnes conditions, sans entraîner d'autres inconvénients qu'un peu de fatigue générale et de la gêne dans la miction qui est suivie de douleurs sourdes.

Des faits qui précèdent, je crois pouvoir conclure :

Que la faradisation ne saurait déterminer l'avortement quand l'excitateur utérin ne dépasse pas l'orifice interne du col;

Que les contractions utérines ne suffisent pas pour détacher avant sa maturité un œuf sain;

Que l'avortement spontané ne saurait reconnaître pour cause qu'une maladie de l'œuf ou de la surface à laquelle il adhère.

FIN

TABLE

Coulommiers. — Typog. A. MOUSSIN

DU MÊME AUTEUR

De l'excrétion urinaire. Quelques considérations sur le mode d'action des diurétiques. In-4°, 1856.

De la rupture du tendon du triceps fémoral, et description d'un appareil inédit de Baudens, 1859.

Hyperplasies conjonctives des organes contractiles. Traitement des engorgements et déviations de l'utérus et de l'hypertrophie prostatique. In-8°, 1861.

Manuel d'électrothérapie. Exposé pratique et critique des applications médicales et chirurgicales de l'électricité. Un volume in-18 avec figures, 1861.

La vie et la santé. Précis de physiologie et d'hygiène. Doctrines et superstitions médicales. Un volume in-18 avec figures, 1863.

Annales de l'électrothérapie. Revue des applications thérapeutiques de l'électricité et du magnétisme, de l'électrophysiologie, de la pathologie nerveuse et musculaire. Un volume in-8°, 1863-65.

Assainissement des théatres. Ventilation, éclairage, chauffage. In-8° avec figures, 1864

Considérations générales sur la thérapeutique électrique dans les affections nerveuses. In-8°, 1865.

La galvanocaustique chimique. In-8°, 1866.

Des applications de l'électricité a la médecine. Etat actuel de la question. In-8°, 1867.

Pathogénie d'une classe peu connue d'affections douloureuses. Algies centriques et réflexes. In-8°, 1868.

Barbares et sauvages. — Notes de voyage. In-8°, 1870.

Les aliénés et la législation. In-8°, 1870.

Des applications directes du courant voltaique. (Sous presse.)

MALLEZ et TRIPIER. — De la guérison durable des rétrécissements de l'urèthre par la galvanocaustique chimique. In-8°, 1867. Mémoire couronné par l'Académie de Médecine. Deuxième édition, 1870.

Coulommiers, — Typog. A. MOUSSIN.

www.ingramcontent.com/pod-product-compliance
Ingram Content Group UK Ltd.
Pitfield, Milton Keynes, MK11 3LW, UK
UKHW021549260726
13993UKWH00002B/717